DE LA CATALEPSIE.

EXTRAIT DES MÉMOIRES DE L'ACADÉMIE IMPÉRIALE DE MÉDECINE,
Tome XX.

Paris. — Imprimerie de L. MARTINET, rue Mignon, 2.

DE LA
CATALEPSIE

PAR

T. PUEL,

Docteur en médecine, chevalier de la Légion d'honneur.

MÉMOIRE

COURONNÉ PAR L'ACADÉMIE IMPÉRIALE DE MÉDECINE (PRIX CIVRIEUX, 1855).

« Hanc passionem veteres tanquam specialem vel propriam tradiderunt..., ut Chrysippus memorat. »
(Cœl. Aurelianus, *Tard. pass.* lib. II, cap. v, p. 345, edit. Lugd., 1567.)

A PARIS,

CHEZ J.-B. BAILLIÈRE,

LIBRAIRE DE L'ACADÉMIE IMPÉRIALE DE MÉDECINE,

RUE HAUTEFEUILLE, 19.

1856

DE LA CATALEPSIE.

MÉMOIRE COURONNÉ PAR L'ACADÉMIE IMPÉRIALE DE MÉDECINE (PRIX CIVRIEUX, 1855).

> « Hanc passionem veteres tanquam specialem vel propriam
> tradiderunt..., ut Chrysippus memorat. »
> (Cæl. Aurelianus, *Tard. pass.* lib. II, cap. v, p. 345,
> edit. Lugd., 1567.)

AVANT-PROPOS.

Qu'est-ce que la catalepsie? En d'autres termes : L'état cataleptique
doit-il être considéré simplement comme un symptôme de maladie, ou
bien mérite-t-il d'être admis, à titre d'affection spéciale, dans le cadre
nosologique? Telle est la question préliminaire qui se présente à mon
esprit, au moment où je cherche à tracer le plan de ce mémoire de
la manière la plus conforme à l'état actuel de la science; question délicate, car elle touche aux considérations les plus élevées de pathologie
générale.

C'est là, si je ne me trompe, sous une forme un peu différente, la
grande question philosophique de l'espèce, de la race et de la variété,
qui s'agite depuis des siècles parmi les naturalistes. En botanique et
en zoologie, c'est par l'ensemble des caractères et leur importance
relative que les espèces sont établies : pour motiver leur admission, un
caractère unique ne suffit pas, à moins qu'il ne soit invariable et en
même temps de l'ordre le plus élevé. La même règle s'applique à la
distinction spécifique des maladies. On les caractérise généralement par
la réunion de plusieurs symptômes plus ou moins variables individuel-

lement, mais constituant par leur ensemble une forme bien définie : un symptôme unique peut suffire, mais il faut qu'il se rattache à une lésion organique constante, ou bien qu'il n'appartienne à aucune autre maladie. La catalepsie est dans ce dernier cas : elle présente un signe qui lui est propre et qui suffit, dans tous les cas, pour la distinguer sûrement de toute autre affection. Ce symptôme caractéristique consiste dans une perturbation du mouvement musculaire, qui permet de donner au tronc et aux membres toutes sortes d'attitudes, sans que le malade puisse lui-même les modifier en aucune manière.

En considérant la constance de ce caractère, qui implique une lésion fonctionnelle de premier ordre, on ne peut s'empêcher de reconnaître que si l'état cataleptique n'est pas jugé digne de figurer spécifiquement dans les classifications, il faut également rayer du cadre nosologique et reléguer à l'humble rang de symptômes un grand nombre d'autres maladies, notamment la plupart des névroses.

J'adopte donc complétement l'opinion des anciens qui se trouve formulée dans l'épigraphe de ce mémoire.

La catalepsie a joui de tout temps du privilége de frapper d'admiration, quelquefois de terreur, les témoins même les plus éclairés de ses merveilleux phénomènes.

Est-il au monde, en effet, un spectacle plus étonnant que celui d'un être humain, subitement frappé de stupeur et d'immobilité au milieu des occupations variées de la vie ; incapable de mouvoir ses propres membres et pourtant obéissant avec docilité à tous les caprices d'une main étrangère ; privé, du moins en apparence, de l'usage normal de ses sens, et présentant, en outre, les phénomènes psychologiques les plus extraordinaires ?

Ici c'est un condisciple de Galien qui, les yeux ouverts, regarde ses camarades sans cligner les paupières, semble ne rien voir et ne rien entendre, et cependant répète ensuite les paroles et raconte les actions des assistants.

Là c'est une jeune personne qui, roide et privée de sentiment, fait environ trois lieues à cheval, dans un état complet d'immobilité, sans cesser de tenir les rênes, et qui, revenue à elle-même après un accès de six heures, n'a aucun souvenir de ses actes.

Ailleurs c'est un frère capucin qui, les yeux fixes, immobile et sans

voix, un genou en terre, l'autre à demi fléchi, le bras gauche pendant près
de la cuisse, le droit élevé en l'air et les doigts écartés, semble (suivant
l'expressive comparaison de l'auteur), comme autrefois la statue de Mercure, indiquer la route aux voyageurs.

Jean-Michel Fehr raconte qu'une petite fille de cinq ans, irritée de
ce que sa sœur avait reçu à table une part plus grosse que la sienne, fut
prise d'une roideur subite et resta sans mouvement, la main étendue
vers le plat, regardant sa sœur de travers, avec une sorte d'indignation
peinte sur le visage.

Une jeune paysanne de quinze ans avait chaque jour plusieurs accès
d'une durée si fugitive, que lorsqu'elle était saisie au moment de s'approcher de la sainte table, le prêtre, qui connaissait ces accidents, atten-
dait la fin de l'accès pour lui donner la communion.

Van Swieten parle d'un homme de naissance illustre, qui eut un accès
de catalepsie dont la durée ne dépassa pas deux à trois minutes.

A côté de ces faits de catalepsie à courtes périodes, se placent
plusieurs cas très authentiques, dans lesquels on constata des accès de
longue durée. On peut citer, par exemple, l'histoire curieuse de Claude
Chaudeson qui eut un accès de dix-huit jours; celle non moins intéressante de Christine Wallery qui en eut un de trente jours; et celle bien
plus extraordinaire encore de Bousch (observé par Sarlandière à l'hôpital militaire de Montaigu et visité par Broussais, Pasquier, etc.), malade qui dormit du sommeil cataleptique depuis le mois de septembre
1815 jusqu'au mois de mars 1816, c'est-à-dire durant plus de six mois,
ne s'étant réveillé complétement qu'une seule fois, pendant quelques
minutes, le 29 novembre 1815.

Enfin, pour terminer cette esquisse rapide des principaux aspects que
présente la catalepsie, je rappellerai la dame de Lyon observée par
Petetin, qui, surprise au milieu d'une conversation, termina, en s'éveillant
trois heures après, la phrase commencée avant l'accès.

Ces faits et beaucoup d'autres, que j'aurai occasion de citer plus tard,
justifient jusqu'à un certain point l'extrême réserve avec laquelle les
histoires de catalepsie sont accueillies par ceux qui n'en ont pas été
témoins, et peut-être aussi l'enthousiasme avec lequel la plupart des
observateurs parlent de cette maladie.

La rareté de la catalepsie n'a pas toujours permis aux auteurs d'en parler *de visu*, et ceux qui peuvent citer leur expérience propre n'ont observé le plus souvent qu'un ou deux malades et un petit nombre d'accès. De là une double cause d'erreur : d'une part, le défaut d'observation personnelle, d'où résulte généralement une ignorance complète des conditions réelles de la catalepsie, peut produire soit un scepticisme inconsidéré, soit une aveugle crédulité; d'une autre part, chaque observateur en particulier, étant privé de tout terme de comparaison par suite de son isolement, se trouve inévitablement entraîné dans une fausse voie, s'il ne sait pas résister à la tendance qui le porte à généraliser outre mesure l'étude incomplète qu'il a faite.

Afin d'éviter, autant qu'il dépendait de moi, l'écueil dont je viens de parler, j'ai commencé par étudier comparativement les faits recueillis aux diverses époques de la médecine, depuis les temps anciens jusqu'à nos jours, cherchant ensuite à contrôler par mon expérience personnelle les affirmations souvent contradictoires des auteurs. Également préoccupé des inconvénients d'un doute trop sévère et des exagérations d'un enthousiasme peu réfléchi, je me suis attaché surtout à isoler aussi nettement que possible le *fait* lui-même, c'est-à-dire tout ce qui est le résultat d'une observation directe, de la *théorie*, c'est-à-dire des explications purement hypothétiques; et ce n'est qu'après avoir groupé les faits d'après leurs analogies naturelles que je me suis permis d'en tirer quelques conclusions générales.

Cette méthode, je le sais, offre l'inconvénient de laisser souvent dans l'obscurité certains points intéressants, sur lesquels l'observation fait défaut; mais ce qui constitue à mes yeux une large compensation, c'est qu'en s'appuyant uniquement sur des faits rigoureusement observés, on pose pour l'avenir des jalons sûrs, et l'on n'est pas exposé à se laisser emporter par son imagination au delà des bornes de la réalité. Or, cet avantage est inappréciable dans le cas où il s'agit, comme ici, de l'étude d'une maladie qui, par plusieurs points de son histoire, touche aux limites de l'inconnu.

Je n'ignore pas que les sciences progressent par la synthèse non moins que par l'analyse, et loin de repousser la théorie, je l'appelle de tous mes vœux, mais je ne puis consentir à lui donner le pas sur l'observation. Le fait contient la vérité en lui-même : il est immuable et toujours il aura sa valeur propre. La théorie, au contraire, peut être fondée sur une erreur d'interprétation : elle est donc essentiellement transitoire et ne peut d'ailleurs subsister sans les faits.

Au reste, je ne parle ici que de la théorie légitime, qui rend compte de tous les faits connus, car je repousse avec une égale énergie ces théories prétentieuses qui, n'ayant pour base qu'un petit nombre de faits, aspirent néanmoins à une généralisation universelle, et ces théories non moins dangereuses, qui mettent en suspicion les faits les mieux constatés, par cela seul qu'elles sont impuissantes à les expliquer.

Si les faits sont insuffisants, si leur analyse est incomplète, il est sage, il est prudent de s'arrêter avant de formuler une conclusion qui pourrait être prématurée ; mais lorsque les faits bien observés se pressent et se condensent, lorsqu'ils émanent de sources pures et d'autorités dignes de respect, ils deviennent incontestables et la science a le devoir de les accueillir dans son sanctuaire.

C'est alors seulement qu'il est permis de se livrer à l'intéressante recherche des causes naturelles et primitives des phénomènes, des lois de leur apparition et de celles de leur reproduction. Quant à moi, vu l'insuffisance des observations anciennes, il me paraît impossible de formuler une théorie rationnelle de la catalepsie : il est indispensable, à mon avis, que des faits nouveaux soient recueillis avec tout le soin que commandent nos méthodes modernes d'investigation, avec l'esprit de profonde analyse qui fait la gloire de notre époque scientifique. Assez longtemps ont régné dans les écoles les disputes oiseuses, les théories infécondes. Sachons aujourd'hui faire avec sagesse l'aveu de notre impuissance, et travaillons tous avec ardeur pour hâter le moment où nous pourrons légitimement nous élever de l'analyse à la synthèse ; consacrons à cette œuvre d'abnégation toutes les puissances de notre intelligence ; groupons le petit nombre de faits que nous possédons en ce moment ; établissons quelques analogies, mais gardons-nous de conclure, avant d'avoir assis notre raisonnement sur une base large et solide. Observons, observons longtemps encore ; ayons sans cesse présent à la pensée le conseil que nous donne Sennert, de noter attentivement toutes les histoires de catalepsie : « *Historiæ catalepticorum si occurrant, diligenter annotandæ.* » (*Med. pract.*, lib. I, cap. xxx.) Pour ma part, j'ai recueilli avec le soin le plus minutieux tous les détails relatifs à un cas de catalepsie que j'ai eu occasion d'observer pendant plus de deux ans. Le nombre des accès dont j'ai été témoin s'élève à plus de mille, et leur périodicité m'a permis d'en suivre toutes les phases avec une scrupuleuse régularité.

En ce qui concerne le point de vue théorique, je me suis complétement abstenu. Peut-être cette réserve, que je crois fondée, dans l'état actuel de la science, me sera-t-elle comptée comme un défaut par ceux qui, à l'aide d'un mot souvent vide de sens, s'imaginent tout expliquer, et aussi par ceux qui nient systématiquement un fait, tant qu'il ne concorde pas avec certaines idées préconçues, qu'ils transforment arbitrairement en lois invariables.

Quoi qu'il en soit, en soumettant au jugement de l'Académie le fruit de mes recherches et le résultat de mes observations personnelles, je déclare que mon but serait atteint, si mes faibles efforts pouvaient contribuer à éclaircir quelque point obscur de l'histoire pathologique de la catalepsie, et surtout si j'étais assez heureux pour voir désormais acquis au domaine de la science certains faits physiologiques de contraction musculaire, mis en lumière par quelques expériences qui me sont propres.

J'ajouterai, en terminant, que mon attention s'est portée spécialement sur les phénomènes psychologiques du sommeil cataleptique, qui n'est, selon toute apparence, qu'une des formes du somnambulisme naturel. J'ai recueilli sur cette intéressante question des matériaux nombreux, dont je discuterai plus tard la valeur dans un mémoire spécial, en comparant mes observations personnelles avec celles que la science possède sur le même sujet; mais en présence des termes précis du programme proposé par l'Académie, j'ai pensé qu'il serait hors de propos de donner dans ce mémoire un trop grand développement à l'étude du somnambulisme, qui n'est ici qu'un phénomène accessoire. Je me suis donc renfermé, autant que possible, dans les limites de la question pathologique proprement dite de la catalepsie.

CHAPITRE PREMIER.

HISTORIQUE.

L'histoire de la catalepsie remonte aux temps les plus reculés de la médecine hippocratique ; toutefois c'est seulement dans les œuvres de Galien et dans celles de Cælius Aurelianus qu'on trouve les premières traces d'une observation précise.

Pendant les premiers siècles de l'ère chrétienne et durant les longues années du moyen âge, la question reste à peu près stationnaire ; mais à partir de la renaissance, elle fait de rapides progrès. On commence à recueillir des observations particulières, et les auteurs ne se bornent plus à des généralités descriptives. Plus tard, les faits se multiplient, et malgré l'insuffisance évidente des observations recueillies pendant le xviiᵉ et le xviiiᵉ siècle, on ne tarde pas à être fixé sur les véritables affinités nosologiques de la catalepsie.

Mais il était réservé à l'esprit éminemment analytique de notre époque de porter dans l'étude de cette bizarre et obscure maladie le flambeau de la méthode expérimentale, si heureusement inaugurée par Bacon et par Descartes dans la philosophie, et désormais inséparable de tout progrès dans les sciences humaines.

Les auteurs modernes ont compris qu'il était indispensable de recueillir avec soin les cas particuliers soumis à leur observation, et ils se sont efforcés en général d'entourer leurs récits des détails les plus circonstanciés, afin d'en mettre l'authenticité à l'abri de toute contestation. Aussi, peut-être, nous est-il permis d'espérer que la vraie lumière scientifique ne tardera pas à pénétrer dans la mystérieuse obscurité des phénomènes cataleptiques.

Jetons d'abord un coup d'œil général sur l'ensemble des connaissances que nous possédons relativement à la catalepsie, afin de bien préciser les faits qui doivent servir de base à notre étude : nous puiserons ces connaissances, d'une part dans les ouvrages descriptifs des anciens méthodistes et des nosographes modernes, d'autre part dans les observations particulières consignées dans ces mêmes écrits ou publiées séparément.

Je diviserai cet essai historique en sept chapitres correspondant à

sept périodes parfaitement caractérisées au point de vue spécial de la
catalepsie : Périodes *grecque, latine, arabe, italienne, allemande, française* et *moderne*. Toutefois, je le déclare d'avance, je n'attache qu'une
importance secondaire à ces divisions arbitraires, les considérant comme
uniquement destinées à favoriser l'exposition méthodique des matériaux
de ce travail.

I. *Période grecque.*

Parmi les médecins grecs qui vécurent soit avant, soit après l'ère
chrétienne, Hippocrate, Arétée et Galien sont les seuls dont les œuvres
soient parvenues jusqu'à nous, sauf quelques fragments de peu d'importance, arrachés à l'indifférence si regrettable du moyen âge. C'est
donc pour ainsi dire par tradition que nous connaissons, sur quelques
rares points de doctrine ou de thérapeutique, les opinions des autres
médecins de la période grecque, qui pour nous commence à Hippocrate
et finit à Galien.

Nous n'avons qu'un aperçu très imparfait de la science à cette époque
primitive de la médecine : j'esquisserai donc rapidement ce tableau en
suivant autant que possible l'ordre chronologique.

Hippocrate (avant J.-C. 460-370). — La catalepsie était connue
d'Hippocrate, qui désigne cette affection, tantôt sous le nom d'ἀφωνία
(aphonie), tantôt et plus souvent sous celui de κατοχή (catoche). Il est à
regretter que le père de la médecine, qui nous a laissé sur un si grand
nombre de maladies aiguës ou chroniques des descriptions dignes
de servir encore aujourd'hui de modèle et de type, n'ait parlé pour
ainsi dire qu'accidentellement de cette maladie. On pourrait citer, il est
vrai, quelques passages de ses œuvres, dans lesquels il est manifeste-
ment question de la catalepsie, notamment celui des Prorrhétiques,
dont le commentaire a fourni à Galien l'occasion de raconter la première histoire de catalepsie que possède la science (Hipp., *Præd.*, lib. I,
prop. 90, et Gal., *Comm.* 2, edit. Kuhn (1), t. XVI, p. 682 et seq.);
mais la concision qui résulte de la forme aphoristique adoptée par
Hippocrate ne permet pas de décider s'il a toujours nettement distingué
la catalepsie de l'extase, de la léthargie et des autres affections voisines.

(1) Toutes les citations ultérieures d'Hippocrate et de Galien devront être rapportées à l'édition de Kuhn.

Aussi, malgré les savantes dissertations auxquelles ces divers passages ont donné lieu, je ne puis me décider à les considérer autrement que comme un point de départ historique.

Je citerai simplement pour mémoire, et comme représentant la théorie la plus ancienne sur l'origine de la catalepsie, l'opinion suivante d'Hippocrate, consignée dans un passage de Cælius Aurelianus : « *Hippocrates ait... aphonos... fieri venarum causa, quum spiritum sumpserint.* » (Cæl. Aur., edit. 1567 (1), p. 85.)

Dioclès de Caristo (avant J.-C. 354). — C. Aurelianus (p. 84) rapporte que Dioclès, dans son livre sur le pronostic, désignait la catalepsie sous les mêmes noms qu'Hippocrate ; mais il ne cite son opinion que sur un seul point de doctrine, du reste fort contestable, la fréquence de la catalepsie chez les enfants (p. 86).

Praxagoras (avant J.-C. 341). — Cet auteur appelait la catalepsie κωματωδη, κατωδη, καθοδη ou κατανδη, car il est difficile de saisir la véritable orthographe de ce mot dans C. Aurelianus, qui, très peu versé dans la langue grecque, a commis souvent des erreurs grammaticales dans ses traductions (p. 84-85). Le même auteur nous apprend encore que Praxagoras connaissait parfaitement les signes de la catalepsie, et il rapporte quelques-unes de ses opinions au sujet de cette maladie (p. 85-86).

Chrysippe de Soli (avant J.-C. 279-206). — C'est lui qui le premier, parmi les médecins anciens, a considéré la catalepsie comme une maladie spéciale et distincte. On trouve son nom plusieurs fois cité dans C. Aurelianus, notamment à l'occasion du traitement, où il est question d'un liniment très compliqué, destiné à combattre la roideur des articulations (p. 94).

Antigène (avant J.-C. 138). — Ce médecin, connu aussi sous le nom d'Antigène le Cléophantin, appelait la catalepsie ἀναυδία, dans le livre qu'il avait écrit sur les fièvres et les tumeurs : c'est tout ce que nous en dit C. Aurelianus (p. 85).

Asclépiade de Bithynie (avant J.-C. 100). — Asclépiade, qui fut, comme

---

(1) Toutes les citations ultérieures de Cælius Aurelianus seront faites d'après l'édition de 1567, qui est une des plus correctes, et dont les notes remarquables sont attribuées à Daléchamps.

chacun sait, le chef d'une des écoles les plus illustres de l'antiquité,
avait écrit un long chapitre sur la catalepsie, dans son traité des fièvres
périodiques. Est-ce à lui ou à un de ses élèves que revient l'honneur
d'avoir créé le mot κατάληψις? C'est là une question à jamais insoluble,
car celui qui l'a soulevée, et qui seul pouvait la résoudre, C. Aurelianus,
se contredit lui-même à quelques lignes de distance (p. 85). Mais cet
auteur nous a conservé le souvenir des observations qu'Asclépiade avait
eu occasion de faire dans la campagne de Rome, où il avait vu des fièvres
quotidiennes, accompagnées de phénomènes cataleptiques : Aurelianus
nous a transmis également la méthode de traitement qu'il employait
contre la catalepsie (p. 87 et 95).

Thémison de Laodicée (avant J.-C. 63). — Thémison ne mérite une
mention spéciale dans l'histoire de la catalepsie que pour avoir partagé
les idées de Chrysippe sur le traitement de cette maladie. C. Aurelianus,
qui critique leur méthode, ajoute, comme pour excuser Thémison, qu'il
avait écrit dans sa jeunesse son *Traité des maladies périodiques* avant
qu'Asclépiade eût composé le sien (p. 95).

Niceratus (avant J.-C. 42). — Élève d'Asclépiade comme Thémison,
Niceratus écrivit un traité particulier sur la catalepsie (Cæl. Aur.,
p. 345). Malheureusement, cet ouvrage n'est point parvenu jusqu'à nous.

Ici se termine la série des médecins grecs antérieurs à l'ère chrétienne.
Avant de parler de ceux qui vécurent dans le premier siècle et au commencement du second jusqu'à Galien, je dois citer, mais seulement pour
mémoire, un des hommes les plus érudits de cette époque, Corn. Celse,
le compagnon et l'ami de Tibère, qui, par la pureté de son style, rappelle le siècle d'Auguste. Quelques auteurs ayant cru reconnaître la catalepsie dans un passage de son *Traité de médecine*, je ne puis me dispenser d'en faire mention ; mais je me contenterai de faire remarquer
que le chapitre dont il s'agit renferme seulement trois ou quatre lignes,
et que cette extrême brièveté autoriserait à peine quelques vagues con-
jectures, alors même que le mot ἀποπληξίαν ne viendrait pas à peu près
démontrer qu'il ne s'agit ici nullement de catalepsie (*De med.*, lib. III,
cap. XXVI).

Agathinus (après J.-C. 81). — Ce médecin, qui fut le maître d'Archigènes, est cité comme lui par C. Aurelianus pour avoir fixé le dia-

gnostic différentiel de la catalepsie et des autres maladies (p. 85).

Arétée de Cappadoce (an 81). — Arétée a consacré quelques lignes à la catalepsie ; mais il paraît qu'il ne la considérait pas comme une maladie spéciale, car il en parle d'une manière tout à fait incidente dans le chapitre qu'il a consacré à l'hystérie (1).

Soranus d'Éphèse (an 97). — C. Aurelianus cite Soranus, non-seulement comme un auteur dont il veut faire connaître l'opinion, mais de plus en adoptant presque toutes ses idées (p. 88 et 96). Il s'excuse quelquefois de le traduire en mauvais latin : « *nostra mediocritas latinizanda*, » et certes, cette excuse elle-même ne brille pas par l'élégance (p. 88).

Archigènes d'Apamée (an 97). — Galien cite Archigènes dans plusieurs circonstances, et presque toujours il associe son opinion à celle de Philippe de Césarée, son élève. En premier lieu, il en parle au sujet du diagnostic différentiel de la catalepsie et du coma vigil (t. XVII A, p. 640). Ailleurs, il nous apprend qu'Archigènes et Philippe avaient remarqué que les cataleptiques avaient les yeux ouverts et fixes (t. XVI, p. 684). Enfin Galien parle d'Archigènes seul, à l'occasion du pouls des cataleptiques (t. VIII, p. 485-486).

J'ai dit précédemment, en parlant d'Agathinus, que C. Aurelianus citait Archigènes au sujet du diagnostic : le même auteur expose dans une autre partie de ses œuvres les idées d'Archigènes sur les accès intermittents (p. 86).

Philippe de Césarée (an 117). — Le traité spécial que Philippe avait composé sur la catalepsie est perdu pour la postérité, comme celui de Niceratus. C. Aurelianus, qui nous a fait connaître l'existence de cet ouvrage (p. 85), ne nous a transmis aucune des idées qu'il renfermait. Nous n'avons d'autres renseignements à cet égard que ceux qu'on trouve consignés dans les œuvres de Galien, et dont j'ai parlé à l'occasion d'Archigènes.

Magnus d'Éphèse (an 166). — C. Aurelianus ne cite qu'une seule fois Magnus, au sujet du diagnostic (p. 85) : c'est tout ce que nous savons de cet auteur sur la catalepsie.

Galien (ann. 131 à 200). — C'est à Galien qu'appartient l'honneur

---

(1) *De caus. et sign. acut. morb.*, lib. II, cap. « *De vulvæ strangulatu*, » edit. Haller, *Artis med. princ.*, t. V, p. 44-45.

d'avoir formulé d'une manière nette les principaux caractères de la catalepsie ; c'est aussi dans ses œuvres que nous trouvons la première observation connue, qui soit accompagnée de quelques circonstances détaillées.

Les idées de Galien sur la catalepsie étant disséminées dans ses divers ouvrages, il est assez difficile d'en présenter l'ensemble d'une manière méthodique : je vais néanmoins tenter de les résumer en peu de mots.

Dans son traité du pouls, Galien a fixé la synonymie des mots κάτοχος, κατεχόμενος, κατοχὴ, κατάληψις, en les déclarant identiques (t. VIII, p. 485).

Ailleurs il distingue trois espèces, ou plutôt trois degrés de la maladie (t. XIX, p. 414).

On trouve dans les *Commentaires sur le livre des épidémies d'Hippocrate*, les signes par lesquels il distinguait la catalepsie du coma vigil (t. XVII A, p. 640) ; et dans un de ses propres ouvrages il complète le diagnostic différentiel de la maladie (t. VIII, p. 232). A cette occasion, Galien fait remarquer que la respiration est naturelle et que les paupières sont écartées.

Il donne des détails sur le pouls des cataleptiques dans les traités spéciaux qu'il a écrits sur la matière, et il le compare notamment au pouls des léthargiques, pour en montrer les analogies et les différences (t. VIII, p. 485 et t. IX, p. 189).

La question de la perte de la voix est légèrement effleurée par Galien dans un de ses ouvrages (t. VIII, p. 270) ; mais il l'a longuement exposée à l'occasion d'un aphorisme d'Hippocrate (t. XVI, p. 715-716).

La cause de la catalepsie est rapportée par Galien à un état pathologique de l'estomac « *stomachi imbecillitatem,* » et les détails dans lesquels il entre à ce sujet, montrent qu'il s'agit d'un état nerveux (t. VII, p. 137).

Dans un passage des *Commentaires*, Galien place le siége de la maladie dans le cerveau (t. XVI, p. 827-828) ; ailleurs il localise même davantage, car il assure que c'est la partie postérieure du cerveau qui est principalement affectée (t. VIII, p. 232). La lésion des facultés intellectuelles que Galien désigne dans sa définition par les mots « *mentis stupor,* » est encore plus clairement indiquée au chapitre des symptômes, par ceux-ci : « *imaginatricis læsio* » (T. VII, p. 60).

Quant à l'explication théorique des phénomènes observés dans la catalepsie, Galien la trouve dans un refroidissement avec sécheresse de l'organe sensible par excellence, c'est-à-dire du cerveau : ce qui distingue, ajoute-t-il, cette maladie de la léthargie, dans laquelle il y a refroidissement avec humidité (t. XVII B, p. 457).

La théorie de Galien sur les diverses combinaisons du sec et de l'humide n'a jamais rien expliqué, et je pense qu'il est inutile d'en faire ressortir le néant.

Je ferai remarquer toutefois que, d'après les idées modernes généralement admises sur les fonctions spéciales du cervelet et des diverses parties du cerveau, il y aurait incompatibilité entre les deux assertions précédentes de Galien. La question d'ailleurs est loin d'être résolue, et Galien lui-même paraît avoir prévu l'objection, ainsi que le fait observer très judicieusement M. Dubois (d'Amiens) (1).

Le traitement de la catalepsie n'est pas exposé par Galien d'une manière spéciale : il indique simplement une méthode générale, applicable à un certain nombre de maladies, qu'il désigne sous la dénomination commune de *profonds assoupissements,* « *altos sopores,* » parmi lesquels la catalepsie figure à côté de l'apoplexie (t. X, p. 931).

Je ne rapporterai pas ici textuellement l'observation de Galien, parce que j'aurai occasion d'en citer plus tard les particularités les plus saillantes : on trouvera d'ailleurs, si l'on veut consulter le texte original, les indications bibliographiques nécessaires pour cette observation, comme pour les suivantes, dans le tableau que j'ai placé à la suite de cet essai historique.

II. *Période romaine.*

Cette période se sépare nettement de la précédente par les œuvres remarquables de Cælius Aurelianus qui écrivit en langue latine, mais elle se confond d'une manière insensible avec l'obscure époque du moyen âge.

L'importance des documents fournis à l'histoire de la catalepsie par un auteur qu'on s'accorde généralement à considérer comme le fidèle représentant de l'école méthodiste de l'antiquité, m'a paru caractériser suffisamment une période. En outre, le style particulier de C. Aurelianus

____

(1) *Traité de pathologie générale,* t. II, p. 177.

présente un mélange bizarre d'élégance et de barbarie, dont l'originalité porte certainement le cachet d'une époque de transition.

J'aurais voulu faire concorder la fin de la période romaine avec l'origine du moyen âge, mais il m'aurait fallu en écarter deux auteurs grecs, Aétius et Paul d'Égine, qu'on peut presque considérer comme les satellites de C. Aurelianus, car leurs idées diffèrent à peine des siennes. Il m'a semblé qu'il n'y aurait aucun inconvénient à prolonger cette période jusqu'à l'apparition des médecins arabes, d'autant plus qu'on ne trouve rien de spécial sur la catalepsie, dans les fragments qui nous restent des autres auteurs, tels qu'Oribase, Alexandre de Tralles, etc., antérieurs au viii° siècle.

Paul d'Égine, qui vivait au milieu du vii° siècle, nous a laissé une courte description de la catalepsie, à peine digne d'être citée (1).

Aétius, au contraire, antérieur de près d'un siècle à Paul d'Égine, a consacré à la catalepsie un chapitre tout entier (2), et nous a transmis en outre la relation d'un cas de catalepsie intéressant sous plus d'un rapport, remarquable surtout en ce que c'est le seul qui représente la période latine, comme le fait cité par Galien est l'unique représentant de la période grecque.

Aétius dit que la catalepsie est causée par l'atrabile et quelquefois par l'afflux du sang vers la tête ; ces idées théoriques se rapprochent beaucoup, comme on voit, de celles d'Hippocrate.

Cœlius Aurelianus paraît avoir vécu à la fin du ii° siècle et au commencement du iii°, c'est-à-dire à peu près vers les dernières années de Galien.

Les quatre chapitres qu'il a consacrés à la description générale de la catalepsie (3) constituent sans contredit le document le plus précieux que nous ait légué l'antiquité sur cette intéressante maladie. Nous y trouvons en effet la preuve que, dès le iii° siècle, et probablement même avant cette époque, on possédait des connaissances très précises sur l'état cataleptique. C'est ainsi, par exemple, que le caractère pathognomonique de la maladie, tel que nous l'admettons encore aujourd'hui, savoir *l'impossibilité où se trouve le malade de modifier par lui-même*

(1) *De re med.*, lib. III, cap. x, edit. in-fol. Henr. Steph., 1567, p. 321.
(2) *Tetrabibl.*, sermo II, cap. iv, edit. in-fol., Henr. Steph., 1567, t. II, p. 246.
(3) *Acut. morb.*, lib. II, cap. x, xi et xii, p. 84-96 ; *Tard. pass.*, lib. II, cap. v, p. 345-346.

la position ou l'attitude qu'on donne à ses membres, est clairement indiqué dans le passage suivant : « *neque extenta recolligunt membra, neque conducta distendunt* » (p. 89). Il n'est pas sans intérêt de remarquer, à l'honneur de C. Aurelianus, que ce signe éminemment caractéristique de la catalepsie, complétement méconnu pendant tout le moyen âge, n'a été réellement remis en lumière qu'à l'époque de la renaissance.

Qu'il me soit permis également de donner ici le texte d'un autre passage non moins curieux que le précédent, qui n'a été cité par personne jusqu'à ce jour, et qui ne méritait pas, on en conviendra, je l'espère, l'oubli profond dans lequel il est resté enseveli pendant quinze siècles. Après avoir esquissé l'aspect général de la maladie, savoir : *prostration, immobilité, roideur du cou, perte de la voix, stupeur des sens, écartement des paupières, fixité des yeux et du regard,* etc., etc., C. Aurelianus trace un nouveau tableau dans lequel il présente, comme une amélioration de la maladie, le réveil partiel du mouvement, des sens et même de l'intelligence.

« *Atque ita, si ante oculos eorum quisquam digitos circum moveat,*
» *palpebrant ægrotantes, et suo obtutu manuum trajectionem sequuntur :*
» *vel si quicquam profecerint, etiam toto obtutu converso attendunt : et*
» *inclamati, respicientes lachrymantur, nihil dicentes, sed volentium*
» *respondere vultum æmulantes. Odoramentis admotis jucundis delec-*
» *tantur, atque jugi adducto spiramento. Odoribus autem tetris delec-*
» *tationem non accommodant, sed aversa voluntate eorum fugiunt puto-*
» *rem : dulcia atque amara sentiunt, si eorum linguæ fuerint admota.*
» *Item perpuncti sentiunt, vel si eorum manum quis extenderit, hanc*
» *recolligunt : vel lacessiti horrescunt et eorum vultus in ruborem*
» *efflorescit.* » (P. 90.)

Ces citations suffiront, je le pense, pour justifier pleinement le rang élevé que j'assigne à Cælius Aurelianus dans l'histoire de la catalepsie ; et comme je serai obligé de lui faire plus tard de fréquents emprunts, lorsqu'il s'agira de retrouver la trace ou l'origine de quelque symptôme important, je me bornerai à présenter ici une courte analyse des points principaux qu'il a traités dans son ouvrage.

C. Aurelianus désigne la catalepsie sous le nom de *apprehensio.* Il distingue un état aigu et un état chronique, dont il traite séparément, mais il est certain que les descriptions qu'il en donne sont identiques. C'est tout au plus si, pour être conséquent avec lui-même, il note une légère différence dans l'état du pouls. Je ne tiendrai donc, pour ma part, aucun compte de cette division arbitraire et inadmissible.

Après avoir rappelé et analysé les opinions des anciens auteurs grecs sur divers points de l'histoire de la catalepsie, C. Aurelianus décrit les causes prédisposantes et occasionnelles (p. 88), la marche intermittente ou périodique (p. 88), les prodromes (p. 89), les symptômes de l'accès (p. 89 et 345), les variations des symptômes (p. 90 et 345), l'état des sens (p. 90 et 345), le diagnostic différentiel (p. 91, 92, 93 et 346) ; expose en-suite sa méthode curative (p. 93 et 94), et se livre enfin à la discussion critique des divers traitements suivis par les médecins grecs ses prédéces-seurs (p. 94-96).

Mais si C. Aurelianus décrit avec le plus grand soin tout ce qui est du domaine de l'observation , il est à remarquer qu'il ne dit au contraire pas un seul mot de théorie, ni dans le traité des maladies aiguës, ni dans celui des maladies chroniques, à l'exception de l'opinion d'Hippo-crate qu'il cite et que j'ai rappelée précédemment. Je signale cette lacune comme une nouvelle preuve de l'excellent esprit qui domine dans le petit traité de C. Aurelianus sur la catalepsie.

III. *Période arabe.*

Cette période se lie intimement à la précédente, et n'en est séparée que par une ligne de démarcation tout à fait arbitraire : elle comprend tous les auteurs qui ont écrit depuis le viiie siècle jusqu'à la fin du xve.

Ici nous trouvons une grande lacune dans l'histoire de la catalepsie. C'est à peine si quelques auteurs l'admettent dans un article spécial comme une maladie distincte, et l'on chercherait en vain, dans les œuvres des médecins arabes les plus renommés, une description com-parable à celle de C. Aurelianus, ou même de simples observations comme celles de Galien et d'Aétius. Rhazès, par exemple, n'a consacré à cette maladie qu'un court chapitre de quelques lignes (1), et Avicenne, qui l'a confondue avec la léthargie, n'en parle pour ainsi dire que d'une

(1) *De re med.*, lib. IX, cap. vi, p. 216, edit. Basileæ, 1544.

manière accessoire (1). Il semble que les connaissances si précises des médecins grecs et romains aient passé inaperçues à travers les sept à huit siècles qui séparent l'époque romaine de celle de la renaissance. Aussi est-ce avec un véritable regret que je me vois forcé de donner à cette époque le titre de période arabe : j'aurais préféré celui de période du moyen âge, si je n'avais craint de trop m'écarter en cela, de l'histoire générale de la médecine.

Quoi qu'il en soit, les Arabes et la plupart des auteurs du moyen âge se sont étrangement trompés sur la nature de la catalepsie. Attachant trop d'importance à une apparente analogie de symptômes, ils ont considéré comme cataleptiques, les individus dont les membres étaient roidis par le froid, et ils ont désigné la maladie sous le nom de *conge-latio*. L'absence complète de faits qui caractérise les écrits des premiers médecins arabes et l'extrême laconisme avec lequel ils parlent de la catalepsie, ne nous permettent pas de remonter à l'origine de cette erreur, mais il faut qu'elle ait été bien générale pour qu'elle se soit maintenue dans quelques esprits, même après la renaissance.

Il serait peu intéressant, et sans profit pour l'étude particulière de la catalepsie, de faire une revue complète des auteurs de cette période, comme nous l'avons fait pour les deux précédentes. Je choisirai néanmoins, dans cette époque de décadence, un modèle qui nous fasse oublier autant que possible, le triste tableau que je viens de tracer. Ce modèle, je le trouve dans Bernard de Gordon, qui vivait à la fin du xiii⁰ siècle, et je suis heureux de rappeler qu'il fut un des plus célèbres professeurs qui illustrèrent à cette époque l'université de Montpellier.

Son fameux ouvrage, dont le titre bizarre « *Lilium medicinœ*, » témoigne du goût dominant de l'époque pour les allégories, renferme une description de la catalepsie, qui ne manque pas d'intérêt, malgré la forme à demi barbare du langage, et semble présager un retour prochain vers les saines doctrines.

Bernard de Gordon, comme la plupart de ses contemporains, désigne la catalepsie, sous le nom de *congelatio*, et partant de la fausse analogie que représente cette expression, il tombe dans un dédale inextricable

____

(1) *De lethargia*, lib. III, fen. 1, tract. 4. cap. 7, p. 475, edit. 1608.

d'hypothèses. Ainsi, il attribue la catalepsie à « *une mauvaise complexion froide et sèche, une humeur mélancolique, froide, sèche, épaisse,* etc. » Il en conclut que « *cette maladie survient plus aisément chez les personnes qui mangent des fruits gelés, et boivent de l'eau froide ou tout autre liquide glacé.* » Passant ensuite à l'explication théorique, je ne dirai pas de ces faits, mais de ces idées préconçues, il ajoute : « *De là résulte un épaississement des esprits, qui ne leur permet pas de pénétrer jusqu'aux membres, et c'est ainsi que ces derniers sont privés de sentiment et de mouvement* (1). » A part ces théories, qui sont le reflet des erreurs séculaires des temps antérieurs, Bernard de Gordon nous a laissé une assez bonne description de la catalepsie, et sous ce rapport son livre mérite d'être honorablement cité. De même que la théorie des esprits animaux, l'opinion qui attribuait certains cas de catalepsie à l'influence du démon, prit naissance au moyen âge. Il serait absolument impossible d'en déterminer exactement l'origine, mais nous verrons que ces idées se sont perpétuées, à travers les siècles, pour ainsi dire jusqu'à nos jours.

Aucun médecin de cette époque n'a recueilli d'observation particulière sur la catalepsie : c'est dans un ouvrage complétement étranger à la médecine que nous sommes obligé d'aller puiser les deux seuls faits que la tradition nous ait conservés pendant le moyen âge. Dans les chroniques de Guillaume Bardin sur l'histoire politique du Languedoc, à la fin du xive siècle et au commencement du xve, on rencontre quelques faits qui intéressent aussi le médecin, par exemple les dates de certaines épidémies, le récit des grandes inondations, etc... C'est dans cet ouvrage qu'on trouve l'histoire si connue des deux cordeliers de Toulouse, qui furent saisis de catalepsie, l'an 1415, pendant qu'ils disaient la messe.

IV. — *Période italienne.*

Cette période correspond à la renaissance, et pour plus de simplicité, j'en fais coïncider la fin avec la dernière année du xvie siècle, de même que j'ai prolongé la période correspondant au moyen âge jusqu'à la fin du xve siècle. A cette époque remarquable, l'étude attentive des faits commence à remplacer les idées vagues et les opinions préconçues. Ici apparaissent véritablement les premiers fondements de l'art d'ob-

(1) *Omnium Ægrit. Lilium med.,* cap. xv, fol. 101 verso, edit., 1542.

server, et comme les matériaux sont encore peu nombreux, nous devons les recueillir avec le plus grand soin. Ceux que je suis parvenu à rassembler sont loin d'être complets : j'espère néanmoins qu'ils suffiront pour donner une juste idée des progrès de la science, sous le rapport de la catalepsie, pendant le xvie siècle, et en même temps pour expliquer la création d'une période correspondante. Il ne me sera peut-être pas si facile de justifier le titre de période italienne, que j'ai adopté, car parmi les auteurs dont je cite les observations, les médecins italiens sont en minorité ; mais je n'ai pas cru qu'il me fût permis de désigner la période qui représente la brillante époque de la renaissance, autrement que par un nom qui en rappelât le berceau.

Nous trouverons au reste sur cette liste, des noms illustres et chers à la science, à plus d'un titre : *Benedetti*, de Vérone ; *Benivieni*, de Florence ; *Cardan*, dont la vaste érudition ne pourra jamais faire oublier les excentricités ; *Fernel*, qui fut une des gloires de la faculté de Paris ; *Rondelet*, qui ne jeta pas moins d'éclat sur celle de Montpellier ; *Jacotius*, le savant commentateur d'Hippocrate ; *Dodonœus*, le plus grand botaniste de son époque ; enfin, *P. Forestus* ou *van Foreest*, dont la vie entière fut consacrée à recueillir des observations.

Les idées du moyen âge sur l'identité de la catalepsie avec les effets de la congélation, se retrouvent dans plusieurs écrits appartenant à cette période, et les siècles suivants ne furent pas toujours eux-mêmes à l'abri de ces erreurs. C'est ainsi que quelques auteurs rapportent très sérieusement à la catalepsie, l'histoire des cavaliers espagnols, commandés par Ruydias et morts de froid dans les montagnes du Chili (1). D'autres auteurs parlent d'après Theonestus, d'une aventure semblable, arrivée à des cavaliers qui traversaient les Alpes : Forestus, qui raconte ce dernier fait, ajoute que le même accident survint à des fantassins pendant le siège de Metz (2).

Au point de vue théorique, Fernel, Rondelet et Eraste, sont les seuls qui méritent une mention spéciale.

Fernel, qui contribua si puissamment à la restauration des sciences médicales, ne brille guère cependant, lorsqu'il cherche à expliquer la

----

(1) *Hist. de la conquête du Pérou*, par Augustin de Zarate, éd. espagnole, 1565.
(2) *Op.*, t. I, p. 463, Rothom., 1653.

cause de la catalepsie. Il attribue en effet cette maladie à « *un mélange
de pituite et de bile jaune, qui fait irruption vers le cerveau* (1). »

Rondelet discute et critique les opinions de ses devanciers, approuvant ceci, blâmant cela, sans se prononcer d'une manière précise : toutefois il expose avec détail une opinion vers laquelle il paraît incliner. C'est celle qui attribue la catalepsie à « *une distension des veines et des artères du cerveau, par suite d'un afflux momentané du sang.* » Rondelet prévoit du reste fort judicieusement l'objection qu'on peut faire à cette théorie, en lui opposant le fait bien constaté dans certains cas de catalepsie, de la persistance du mouvement ou du sentiment dans quelques parties du corps, telles que les mains, les pieds, les paupières (2).

Les fameuses discussions d'Eraste et de Paracelse nous ont valu de la part du premier, pour l'histoire de la catalepsie, une longue dissertation théorique ; *Eraste* commence par déclarer avec une certaine modestie qu'il ne prétend pas donner son opinion comme l'expression de la vérité même. Après avoir examiné et combattu diverses théories, il conclut que la cause de la catalepsie doit être une matière extrêmement mobile, qui puisse survenir promptement et se retirer de même « *materiam, quœ celeriter accedere, iterumque recedere possit* (3). »

V. *Période allemande.*

Le xviie siècle nous offre des travaux importants pour l'histoire de la catalepsie, et comme les médecins allemands dominent à cette époque, je lui ai attribué le nom de période allemande. Les universités rivalisent de zèle, et des thèses remarquables sont soutenues de toute part. Mais la fondation de la célèbre *Académie des Curieux de la nature*, qui s'est glorieusement perpétuée de génération en génération jusqu'à nos jours, contribua surtout à favoriser la publication des faits intéressants.

Parmi les auteurs de thèses, qu'il m'a été permis de consulter, je citerai Mangoldt (1673), Schilling (1676), Clootack (1687), Elock (1690) ; mais à l'exception de *Schilling*, aucun d'eux ne rapporte d'observation originale, et leurs travaux, je l'avoue, m'ont été d'un faible secours.

(1) *Univ. med.*, p. 406, edit. 1679.
(2) *Op.*, p. 96-98, edit. Lugd. 1586.
(3) *Disput. de nov. med. Paracelsi*, edit. 1572-1573.

Les membres de l'ancienne Académie des Curieux de la nature, qui ont publié des observations sur la catalepsie sont : Jean-Michel *Fehr*, qui fut le second président de cette illustre institution; *Wepfer*, l'un des bons observateurs de son siècle; enfin *Paullinus* et Samuel *Anhorn*.

Les autres auteurs de cette époque, dont les œuvres m'ont fourni des observations de catalepsie, sont, par ordre chronologique : Félix *Plater*, qui professa la médecine à Bâle, pendant plus d'un demi-siècle; le savant *Henri van Heer* (Henricus ab Heers); Nicolas *Tulp* ou *Tulpius*, qui nous a laissé un curieux recueil d'observations, dans lequel on puisera long-temps; Isbrand de *Diemerbroeck*, professeur à Utrecht; *Lambec* ou *Lambecius*, dont l'observation ne nous est connue que par la citation de van Swieten; Jean-Raymond Forti ou *Fortis*, de Padoue; Olaüs *Borri-chius;* Théophile *Bonet*, de Genève, le compilateur le plus judicieux du xviie siècle; Henricus *Regius*, inséparable de son commentateur Théodore Craanen; enfin Frédéric *Hoffmann*, l'un des auteurs les plus féconds qui aient jamais écrit sur l'art médical. Je place ici avec doute, une observation rapportée par Manget et due à *Benedictus Sylvaticus*, dont il m'a été impossible de consulter l'ouvrage original.

Pendant les périodes précédentes, et notamment pendant les trois premières, les relations de faits nous manquant à peu près complétement, je ne pouvais trouver ailleurs que dans les descriptions systématiques, les opinions dominantes de chaque époque; mais à mesure que l'observation directe apparaît et se multiplie, je la substitue aux faits généraux. Aussi, à partir de cette période, me suis-je attaché exclusivement aux auteurs qui, en publiant des observations particulières de catalepsie, m'ont fourni des éléments positifs de statistique.

Je n'ignore pas qu'en raisonnant uniquement d'après les faits que j'ai rassemblés et l'étude spéciale que j'en ai faite, je m'expose à des omissions : je n'ai pas, en effet, la prétention d'avoir tout vu, tout compulsé, et cependant, j'ose l'espérer, les faits principaux n'auront pas échappé à mes recherches. Quoi qu'il en soit, les lacunes sont, à mon avis, beaucoup moins graves que les erreurs d'interprétation.

La théorie célèbre des *Esprits animaux*, dont l'origine se perd dans l'obscurité du moyen âge, brille surtout pendant cette période, qui comprend tout le xviie siècle, et on la trouve modifiée dans les divers auteurs selon les opinions particulières de chacun d'eux.

C'est ainsi par exemple que *Le Boë* (Sylvius), un des plus illustres représentants de la chémiatrie, nous donne une théorie extravagante de la catalepsie, dans laquelle il fait jouer à l'esprit animal, le rôle bizarre d'une substance plus ou moins coagulable. Il faut lire, dans l'ouvrage original de cet auteur, la curieuse dissertation à laquelle il se livre à ce sujet, pour comprendre jusqu'où peut se laisser entraîner un esprit éminent, quand il raisonne avec des idées préconçues.

Pour démontrer que la catalepsie est occasionnée par une certaine coagulation des esprits animaux, il commence par exposer la réaction qui résulte d'un mélange d'esprit-de-vin rectifié et d'urine humaine ; puis il se demande s'il ne se passe pas quelque chose d'analogue dans le cerveau des cataleptiques. Enfin, ne pouvant rien prouver, il termine sa dissertation par le raisonnement suivant, que je traduis textuellement : « *Si la chose est possible, je ne vois aucun motif pour qu'elle ne soit pas; et il faut bien qu'il en soit ainsi, puisque dans la pratique on observe des cataleptiques* (1). »

L'absurdité de cette logique n'a pas besoin de commentaire pour être mise en évidence.

Henricus *Regius* disserte aussi sur le mode d'action des esprits animaux dans la catalepsie, et il est soutenu dans cette épineuse argumentation, par son savant commentateur Th. *Craanen.* Ici nous voyons surgir la glande pinéale, siége hypothétique du *sensorium commune.* Malgré ces aberrations théoriques, on trouve dans Th. Craanen quelques remarques judicieuses, et l'esprit se détourne avec satisfaction des idées trop matérialistes de la barbare chémiatrie, pour accueillir comme une heureuse tendance vers de plus saines doctrines, l'intervention de l'élément psychologique dans l'étude des phénomènes vitaux. Sous ce rapport on peut citer avec éloge la dissertation médicale et philosophique de Th. Craanen sur la double nature de l'homme, et spécialement l'application qu'il fait de ses idées à la théorie de la catalepsie (2).

Fr. *Hoffmann,* qui a touché pour ainsi dire à toutes les questions médicales, a donné une théorie de la catalepsie, qu'on peut considérer comme le point de départ des théories modernes, et qui constitue par

______

(1) *Prax. med. id. nov.*, lib. II, cap. XXIV, n° X, *Op. omnia*, p. 345, edit. 1681.
(2) *Op. omnia*, t. 1, *Tract. phys. med. de homine*, p. 543-547, edit. 1789.

conséquent un véritable progrès dans l'histoire de cette affection ; mais
malheureusement Hoffmann n'a pas su se défendre des erreurs et des
préjugés de ses devanciers. C'est ainsi qu'à côté de quelques aperçus
remarquables sur le mécanisme des fonctions du système nerveux, il a
placé des hypothèses absurdes, telles que la localisation de l'âme dans
la moelle allongée. Quant à la suspension de l'influx nerveux dans la
catalepsie, il l'explique par une sorte de contraction fibrillaire évidemment hypothétique (1).

VI. *Période française.*

La période qui correspond au xviiie siècle est éminemment française,
ainsi qu'on le verra par l'énumération des nombreux matériaux fournis
à l'histoire de la catalepsie par les médecins français : elle est remarquable à la fois par la valeur propre des faits observés et par la position
élevée des principaux observateurs.

Suivons toujours dans notre énumération l'ordre chronologique, et
négligeons, en passant, quelques noms plus humbles (tant les faits
surabondent !) pour ne citer que les auteurs les plus connus.

Dionis, qui figure avec honneur dans les fastes de la chirurgie française, publia, en 1709, l'histoire fort détaillée d'une cataleptique, qui
avait vivement occupé l'opinion publique à Paris. En 1718, le même
auteur donna une seconde édition de son livre, et y joignit plusieurs
autres documents sur la catalepsie, parmi lesquels je citerai des lettres
de *Baron,* médecin de Carcassonne, qui raconte à Dionis un fait extrêmement remarquable et fort important pour la science, malgré le
nuage épais d'explications ridicules dont il l'a malheureusement enve-
loppé.

Deidier, professeur à Montpellier et correspondant fort actif du
fameux journal de Trévoux, avait publié dans ce recueil, de 1711 à 1712,
cinq observations de catalepsie qu'on retrouve dans une thèse soutenue
à Montpellier en 1713, par M. *De Ville*, et traduite en français par
Dionis dans l'ouvrage que j'ai cité précédemment.

Je rappellerai ici, à titre de simple document historique, la vive po-

____

(1) *Op. omnia*, Genève, 1748, t. III, p. 45, § 8 et 9.

lémique soutenue par De Ville à l'occasion de sa thèse, contre M. Pesca-
dour, médecin de Tulle (1).

Vallisneri, dont le nom rappelle un des plus admirables phénomènes
de la fécondation des plantes, publia en 1717 une observation pleine
d'intérêt.

La Mettrie, qui ne fut pas meilleur médecin que philosophe, a laissé
cependant une des observations les plus détaillées et par conséquent
les plus utiles que nous possédions.

Vacher ou *Le Vacher*, correspondant de l'Académie des sciences,
communiqua, en 1738, à ce corps savant, un cas fort intéressant de
catalepsie, qu'il avait observé avec M. Attalin.

Winslow raconte, d'après le chirurgien *Bénard*, l'histoire épouvan-
table d'un religieux de Saint François, sujet à des accès de catalepsie
avec mort apparente, et qui fut inhumé vivant.

Sauvages de Lacroix, le savant professeur de Montpellier, adressa à
l'Académie des sciences de Paris et à l'Académie d'Upsal, dont il était
correspondant, le premier fait scientifiquement observé de catalepsie
compliquée de somnambulisme (2). On trouve plusieurs autres faits
intéressants de catalepsie dans la nosologie du même auteur.

L'illustre *Boerhaave* et son savant interprète *van Swieten*, ont aussi
inscrit leurs noms dans l'histoire de la catalepsie.

Le *Journal de médecine* de Roux renferme plusieurs observations
importantes et recueillies avec soin, parmi lesquelles il faut distinguer
celles des auteurs suivants : *Peffault de la Tour*, médecin à Beaufort
en Anjou ; *Postel de Francière*, médecin à Barenton, et surtout *Viale* fils,
médecin d'Agde, qui fit exprès le voyage de Toulouse et séjourna quelque temps dans cette ville, pour observer le long sommeil cataleptique
de Claude Chaudeson.

Petetin publia à Lyon en 1787, une brochure dans laquelle il consigna
ses premières observations sur la catalepsie, ce qui lui donne rang
parmi les auteurs du XVIIIᵉ siècle. Toutefois, à cause de la rareté de cet

(1) *Journal de Trévoux*, de 1712 à 1714.

(2) La malade est désignée seulement sous le nom de mademoiselle Marguerite V*** dans
les *Mémoires de l'Académie des sciences de Paris* (année 1745), et sous le nom de Marguerite
Valette dans les actes de l'Académie d'Upsal (année 1748).

opuscule, on cite de préférence l'ouvrage posthume de Petetin, publié par sa famille en 1808.

Je n'emprunterai à ces deux ouvrages que les faits d'observation pure : encore en userai-je sobrement, à cause de la tendance de l'auteur vers les explications théoriques, et aussi parce que la plupart des phénomènes annoncés par Petetin dépendent plus spécialement du somnambulisme que je ne veux pas examiner ici.

Les premières années du xviiie siècle semblent avoir concentré, en ce qui concerne la théorie de la catalepsie, tout ce que les siècles précédents leur avaient légué d'erreurs, de préjugés et d'idées extravagantes. Je devrais peut-être jeter un voile d'oubli sur ces opinions excentriques, mais après le jugement sévère que je me permets de porter ici sur des observateurs d'ailleurs très consciencieux, je ne puis me dispenser de le justifier au moins par quelques exemples.

Je citerai simplement pour mémoire la théorie magique développée par *Westphali.*

Que dirai-je de la théorie de *Deidier ?* Des élucubrations de ce genre ne peuvent être jugées que sur des citations textuelles : qu'on me pardonne donc de transcrire ici un passage d'ailleurs très court, dans lequel l'auteur donne à sa manière, la théorie différentielle de l'épilepsie et de la catalepsie.

« *L'épilepsie vient de ce que les vaisseaux sanguins de ce viscère (le cerveau) étant inégalement embourbés de sang, l'esprit animal est obligé de couler irrégulièrement dans les différents muscles qui répondent aux endroits libres du cerveau.*

» *La catalepsie dépend d'un relâchement des fibres de l'*Emporium, *qui ne sauraient recevoir les impressions extérieures à l'occasion desquelles l'âme sent, et qui permettent pourtant aux esprits animaux de couler librement dans toutes les parties où ils peuvent être déterminés indépendamment de la volonté (1).* »

Mais aucun auteur n'a poussé plus loin que *Baron* la manie des hypothèses et des explications. Se trouvant en face d'un fait nouveau, inouï, véritablement extraordinaire, et d'ailleurs très consciencieusement observé, il s'est cru obligé d'en donner une explication théorique, pour

____

(1) *Journ. de Trèv.*, 1711, p. 1080 et 1081.

4

le rendre admissible aux yeux des incrédules. Ses lettres à Dionis offrent
un mélange curieux de réserve prudente quand il s'agit d'un fait positif,
et de hardiesse inouïe, dès qu'il est question d'expliquer ce même fait.
C'est justement l'inverse de ce qu'un esprit droit aurait dû faire. Ici
encore je ne puis me dispenser de citer textuellement quelques lignes de
la lettre dans laquelle Baron raconte à Dionis les explications théoriques
qu'il a imaginées, pour amener la conviction dans l'esprit de M. Bar-
ville, intendant de la province du Languedoc :

*« Je lui dis que je reconnaissais deux sortes de mouvements dans cette
maladie..... Le premier mouvement servait à atténuer et à consommer
un levain beaucoup plus crasse et plus crud que celui qui cause ordinairement des accès de fièvre, qui contenait beaucoup de parties visqueuses,
capables de lier et d'embarrasser les esprits : et c'est proprement ce qui
faisait la catalepsie, les esprits étant si fort liés qu'ils n'avaient pas la
liberté de couler dans les organes, ce qui durait jusqu'à ce que cette matière crasse et visqueuse qui les détenait fût entièrement dissipée par le
mouvement de la fermentation, etc., etc. (1). »*

Après la lecture de pareilles divagations, à peine dignes de l'esprit le
plus superficiel, on aime à reconnaître qu'au milieu d'un verbiage fastidieux, les auteurs de cette époque nous ont transmis des faits du plus
haut intérêt pour la science, à cause de leur rareté.

Petetin attribuait la catalepsie à une sorte de spasme ou d'éréthisme de
la substance médullaire du cerveau, occasionné par l'engorgement des
vaisseaux sanguins ; d'où résultait, selon lui, une compression plus ou
moins forte : 1° dans la partie du cerveau qui est le siége de l'intelligence ; 2° à l'origine des nerfs qui président aux mouvements volontaires ; 3° à l'origine des nerfs sensoriaux et dans la partie du cerveau qui
sert aux fonctions intellectuelles (2). Cette théorie est d'ailleurs fondée
sur l'existence du fluide électrique dans le corps humain : on trouvera
le détail des expériences par lesquelles Petetin cherche à prouver la
réalité de cet agent, dans le premier des deux mémoires qu'il a publiés
en 1787 (p. 45 et seq.).

(1) *Dionis, loc. cit.*, ed. 2, p. 94, 95, 96, etc.
(2) *Electr. anim.*, p. 225-226.

VII. *Période moderne.*

Les documents fournis à l'histoire de la catalepsie par le XIXe siècle sont extrêmement variés, et je pourrais citer d'importants résumés monographiques insérés, soit dans les traités généraux de médecine, soit dans les divers dictionnaires des sciences médicales que nous possédons; mais, fidèle à la règle que je me suis tracée dès le début, je me bornerai à emprunter aux auteurs des observations particulières afin d'établir rigoureusement quelques éléments statistiques de cette maladie.

En tête de cette période, nous trouvons *Ph. Pinel*, le célèbre auteur de la *Nosographie philosophique*. Les frères *Joseph* et *François Henry* soutinrent avec distinction leur thèse, le même jour, sur la catalepsie. *Taillard-Duplessix*, chirurgien militaire, comme les deux précédents, a également consigné dans sa thèse quelques faits intéressants. Nous retrouvons ici *Peletin*, à cause de la date de son ouvrage posthume, dans lequel sont consignées sept observations. *J.-P. Frank*, l'illustre auteur de la *Médecine pratique*, nous a fourni quatre faits de catalepsie. *Sarlandière* a recueilli l'observation la plus importante que l'on connaisse, sous le rapport de la durée de l'accès. *Georget et Calmeil* citent pour ainsi dire en passant, et malheureusement avec trop peu de détails, les faits qu'ils ont observés. M. *Bourdin* a publié en 1841, un traité de catalepsie, dans lequel on trouve sept observations recueillies par l'auteur ou par ses amis. M. *Sandras* cite, sans entrer dans aucun détail, deux cas observés dans les hôpitaux. M. Niccolo *Cervello*, un des professeurs les plus honorables et les plus distingués de la Sicile, a publié en 1853, à Palerme, l'histoire intéressante d'une jeune personne de seize ans, Ninfa Filiberto, qui dans le cours d'une maladie nerveuse extrêmement compliquée, présenta un accès de catalepsie fort curieux.

J'ai puisé en outre dans divers journaux de médecine, un grand nombre d'observations, dont les plus intéressantes ont été recueillies par MM. *Guéritaut, Lullier-Winslow, Orioli, Parrish* et *Favrot*.

On le voit, plus nous nous rapprochons de l'époque actuelle et plus les faits se multiplient; mais aussi, chose remarquable, moins ou se préoccupe d'idées théoriques. En effet, parmi les auteurs modernes qui ont parlé de la catalepsie, c'est à peine si l'on en compte quelques-uns qui

se soient spécialement occupés de la théorie de cette maladie : Broussais
et M. Jolly sont du moins les seuls qui me semblent mériter une mention particulière.

Broussais qui n'avait observé qu'un seul cas de catalepsie, en avait
néanmoins conclu d'une manière générale que cette affection devait être
considérée comme une irritation cérébrale ; mais il faut avouer que les
preuves alléguées par l'illustre auteur des *Phlegmasies chroniques*, à
l'appui de son opinion, sont d'une bien faible valeur (1).

La théorie de M. *Jolly* sur les fonctions du système nerveux, est exposée dans divers articles du *Dictionnaire de médecine et de chirurgie :*
M. Bourdin, qui combat les applications qu'on en a faites à la catalepsie,
reconnaît cependant que de toutes les explications présentées jusqu'à ce
jour, la théorie de M. Jolly, fondée sur une *surcharge du système nerveux*, est la plus juste et la plus rationnelle (2).

Quant à moi, je pense que toutes les théories émises jusqu'à présent
sur la nature de la catalepsie, sont inadmissibles. Toute théorie rationnelle de cette maladie doit avoir pour base une étude approfondie des
phénomènes musculaires, sensoriaux et intellectuels qu'elle présente.
Or cette étude est à peine ébauchée dans l'état actuel de nos connaissances. Les faits de catalepsie publiés jusqu'à ce jour sont évidemment
insuffisants : ils nous dévoilent à peine quelques-uns des phénomènes
physiques qui constituent cette singulière maladie, et ne nous appren-
nent presque rien sur l'état psychologique, qui est sans contredit un des
éléments les plus importants du problème.

Au lieu de bâtir des théories sur le sable mouvant des hypothèses,
n'est-il pas plus sage d'avouer humblement notre ignorance actuelle, et
de laisser aux progrès de la science dans l'avenir, le soin de nous éclairer ?

J'ai disposé sous forme de tableau, une série de 150 observations de
catalepsie, choisies parmi les plus importantes que la science possède,
en y comprenant sept faits nouveaux, dont quatre m'ont été communiqués par d'honorables confrères, et dont les trois autres ont été recueillis
par moi-même. Je donnerai les détails des sept dernières observations,
à la suite du tableau qui les résume toutes.

(1) *Hist. des phlegm. chron.*, t. II, p. 431 et suiv., 4ᵉ édit., 1826.
(2) *De la catalepsie*, p. 210 et suiv.

N°s D'ORDRE.	DATES.	AUTEURS.	MALADES.	HOMMES.	FEMMES.	AGE.	DURÉE DE L'ACCÈS.	DURÉE DE LA MALADE.	BIBLIOGRAPHIE.
1	128-200	Galien.	Condisciple de Galien. .	1	»	»	»	»	Gal., *Comm. II, in Hipp. Prœd.*, lib. I, prop 90, édit. Kuhn, t. XVI, p. 682-684.
2	543	Aëtius.	Jeune homme	1	»	»	3 jours	3 jours	Aetius, *Sermo VI*, cap. IV, édit. 1553, Hug. Soler, t. I, p. 265.
3	1415	Bardin.	1er cordelier de Toulouse	1	»	»	»	»	Lafaille, *Ann. de Toulouse*, 1re partie, 1415, p. 167 (1687).
4	1415	Idem.	2e Idem.	1	»	ans.	»	»	*Idem.*
5	1502	Alex. Benedictus (Benedetti).	Jeune fille de Cydon . .	»	1	8	7 jours	7 jours	*De curand. morb.*, lib. I. c. XXVI (1502).
6	1502	Idem.	P. Guillaume de Venise.	1	»	»	»	»	*Idem.*
7	1505	Benivenius (Benivieni).	Jérôme Bentius.	1	»	»	»	»	*De abdit. morb. caus.*, cap. XLVI (1505).
8	1506	Idem.	Antonius Collensis . . .	1	»	»	»	»	*Idem*, cap. CII.
9	1562	Cardan.	Fils aîné du marchand Martianus.	1	»	10	»	»	*Somniorum..... quibus accedunt de curat. et prœd. admir.*, n° 23, p. 128 (1562).
10	1562	Idem. . . . . . :	Fils cadet idem.	1	»	8	»	»	*Idem.*
11	1581*	Dodonæus.	Religieuse.	»	1	60	»	»	Dodonæus, *in Annot. ad cap. V, Benevenii.* « *De abd. morb. caus.* » — Schenck, *Obs.* p. 70, édit. (1665).
12	1567	Fernel.	1er malade de Fernel . .	1	»	»	»	»	*Univ. méd.*, Paris, 1567; éd. 1656, t. II, p. 70.
13	1567	Idem.	2e idem.	1	»	»	»	»	*Idem.*
14	1576	Jacotius et Valleriola.	Vieillard pauvre	1	»	»	»	»	*Comm. ad aph. VII*, lib. II, *Coac.*, Hipp, p. 68, édit. Lugd., 1576.
15	1581	Dodonæus.	Matrone ou sage-femme.	·	1	45	»	»	*Loc. cit.*, cap. V. (*Vide supra*, obs. 11.)
16	1583	Rondelet.	Madame de Pignam. . .	»	1	»	»	»	*Meth cur. morb.*, lib. I, cap. XX, p. 53, édit. 1583 ; p. 97, édit. 1586.
17	1583	Idem.	Jeune paysanne.	»	1	15	»	»	*Idem*, p. 51, édit. 1583 ; p. 93, édit. 1586.
18	1591	Curtius et Forestus.	Prêtre de Curtius. . . .	1	»	»	»	»	*Obs. et cur.*, lib. X, obs. 41, t. I, p. 464, édit. Rothom, 1653.
19	1591	Forestus.	Homme.	1	»	50	»	»	*Idem*, obs. 42.
20	1591	Capo de Vacca. . .	Religieuse.	»	1	»	2 jours	2 jours	*Idem.* p. 465.
21	1595	Hollerius.	Secretarius Vasco. . . .	1	»	»	1 jour	1 jour	*Schaliogr. ad cap. IX*, lib. I, *De morb. int.*, p. 34 (1690).
22	1614	Plater.	Candidat en médecine. .	1	»	»	»	»	*Obs.*, lib. I, p. 33 (1614), éd. 2, p. 29 (1641).
23	1614	Idem.	Marchand.	1	»	»	3 jours	3 jours	*Idem.*
24	1622	Henricus ab Heers.	Frère capucin.	1	»	»	2 heur.	»	Manget, *Bibl. med. pract.*, t. I, p. 474 (1695).
25	1641	Tulpius.	Jeune Anglais.	1	»	»	1 jour	1 jour	*Obs. med.*, lib. I, cap. XXII, édit. 1641 ; p. 46, édit. 1652.
26	1664	Isbrand de Diemembroëck.	Demoiselle.	»	1	20	1 jour	2 jours	*Disput. pract. de morb. cap. medicat. IX* (1664). — Manget, *loc cit.*, p. 473.
27	1665-1679	Lambecius.	Fille d'Inspruck	»	1	25	2 jours	»	*Bibl. cœs*, t. II, p. 688. — Van-Swieten, *Comm. Boërhaave*, t. III, p. 312 (1753).
28	1667	Jean-Michel Fehr.	Petite fille	»	1	5	1 heur.	»	*Hiera picra, seu de Absinth.*, p. 59 (1667). — *Éphem. Ac. nat. cur.*, ann. 1682, p. 2 et 3 (1683).
29	1669	Joh. Raym. Fortis.	Révérend père Abbé. .	1	»	50	»	»	*Cons. et resp. med.*, t. I, cent. 1. — Manget, *loc. cit.*, p. 471.
30	1676	Schilling.	Jeune homme.	1	»	27	1 jour	»	*Disput. inaug. med.*, p. 4 (1676).
31	1677	Olaüs Borrichius. .	Femme d'un brasseur. .	»	1	»	2 jours	2 jours	*Act. Hafn.*, t. III, n° 52, p. 85 (1677).
32	1681	Paullinus	Paullinus lui-même. . .	1	»	»	»	»	*Eph Ac. nat. cur.*, ann. 3 (1672), obs. 60, p. 91 (1681).
33	1683	Fehr.	Magistrat.	1	»	»	»	»	*Misc. Eph. Ac. nat. cur.*, dec. 2, ann. 1 (1682), obs. 1, p. 2 (1683).
34	1683	Idem.	Jeune paysanne. . . , .	»	1	15	q.q. m	5 ans.	*Idem.*
35	1683	Idem.	Étudiant.	1	»	25	1 heur.	»	*Idem.*
36	1686	Bonet (Th.). . . .	M. A. de Maison-Neuve.	1	»	25	»	»	*Med. septentr.*, lib. VII, sect. 13, t. II, p. 407 (1686).
			A reporter. . .	25	11				

* C'est par erreur que l'ordre chronologique se trouve interrompu ici. Cette observation devait porter le n° 14, mais il n'a pas été possible de faire ce changement, à cause des citations indiquées dans le cours du mémoire. Il en est de même pour les obs. 78 et 79.

N⁰ˢ D'ORDRE.	DATES.	AUTEURS.	MALADES.	HOMMES.	FEMMES.	AGE.	DURÉE DE L'ACCÈS.	DURÉE DE LA MALADIE.	BIBLIOGRAPHIE.
			Report. . . .	25	11				
37	1687	Paullinus	Georges J. T., étudiant en médecine.	1	»	»	19 h.	»	*Misc. Eph. Ac. nat. cur.*, dec. 2, ann. 5 (1686), App obs. 28, p. 19 (1687).
38	1689	Henricus Regius. .	Homme.	1	»	ans 50	» / »	» / »	*Prax. med.*, ap. Th. Craanen, *Op. omnia*, t. II, p. 50 (1689).
39	1692	Hoffmann.	Femme.	»	1	24	1 heur.	»	*Op. gen.*, t. III, p. 50, obs. 2 (1748).
40	1692	Hoffmann.	Jeune fille.	»	1	12	»	»	*Idem*, obs. 1.
41	1693	Benedictus Sylvaticus.	Malade d'origine noble..	1	»	23	»	»	*Cons. et resp. med.*, cent. 1. sec. Manget, *loc. cit.*, p. 467 (1695).
42	1695	Wepfer..	J. G. K., jeune homme.	1	»	21	»	»	*Misc. Eph. nat. cur.*, dec. 3, ann. 2 (1694), obs. 135, p. 196 (1695).
43	1696	Samuel Anhorn. .	Jeune fille noble. . . .	»	1	24	»	»	*Idem*, ann. 3 (1695-96) obs. 88, p. 133 (1696).
44	1709	Dionis.	Élisabeth Devigne. . . .	»	1	25	4 heur.	»	*Dissert. sur la mort sub. et la catalepsie*, édit. 1, p. 157 (1709); édit. 2, p. 44 (1718).
45	1711	Deidier	Jeune homme de l'Hôtel-Dieu de Montpellier.	1	»	20	8 heur.	8 jours	*Mémoires de Trévoux*, p. 335 (1711).
46	1711	Idem.	Idem.	1	»	16	1 jour	»	*Idem*, p. 334 (1711).
47	1711	Idem.	Guillaume Bousquet . .	1	»	55 60	1 jour	»	*Idem*, p. 336 (1711).
48	1711	Idem.	Jean Soladier d'Agen. .	1	»	40	1 jour	»	*Idem*, p. 340 (1711).
49	1711	Idem.	M. de **, prêtre	1	»	60	½ à 1 h.	»	*Idem*, p. 1076 (1711).
50	1714	Gounin.	M. C***	1	»	»	»	»	*Idem*, p. 1669 (1714).
51	1717	Vallisneri	Enfant	1	»	10	1 heure	4 mois	*Acad. Cæs. Leopold nat. cur. Eph.*, cent. 6, obs. 12, p. 195 (1717).
52	1718	Baron.	Malade fiévreux.	1	»	»	12 h.	»	Baron, *in Dionis Dissert.*, *loc. cit.*, éd. 2, p. 107 (1718).
53	1718	Idem.	Fille de Conques	»	1	10	12 h.	2 ans.	*Idem*, p. 87.
54	1722	Samuel Anhorn. .	Jeune fille noble	»	1	14	»	»	*Ac. nat. cur. Eph.*, cent. 9 et 10, obs. 24, p. 44 (1722).
55	1722	Idem.	Idem (Heroïna). .	»	1	17	»	»	*Idem*, obs. 25, p. 46.
56	1735	Reynell.	Anne Bullard.	»	1	24	»	»	*Philosophical Trans.*, n° 437 (1735), t. XXXIX, p. 49 (1738).
57	1737	De La Métrie . . .	Hélène Renault.	»	1	17	3 jours	1 an.	*Traité du vertige, avec la descr. d'une catal. hystérique*, Rennes, 1737 ; édit. Paris, 1738, p. 118.
58	1740	Vacher et Attalin..	Dame de Vesoul	»	1	45	3 à 4 h	»	*Hist. Acad. des sc.*, ann. 1738, p. 40 (1740).
59	1740	Benard.	Religieux de St-François	1	»	»	»	»	*Dissert. mortis incertæ signa*, etc., édit. 1 (1740); trad. J. Bruhier, p. 18 et 51 (1742).
60	1745	Sauvages.	Marguerite Valette. . .	»	1	20	»	8 ans.	*Mém. Ac. des sc.*, ann. 1742, p. 409 1745). — *Acta soc. reg. sc. Upsal.* ann. 1742, p. 41 (1748).
61	1745	Sauvages.	Vieillard d'Alais. . . .	1	»	»	»	»	*Mém. Ac. sc.*, ann. 1742, p. 415, (1745).
62	1747	Guisard.	Fille	»	1	20	4 heur.	»	*Prat. de chir.*, t. II, p. 458 (1747).
63	1753	Boerhaave.	Homme	1	»	»	¼ d'h.	»	*Prax. med*, t. IV, aph. 1043 (1753).
64	1753	Van Swieten. . . .	Malade de naiss. illustre.	1	»	»	»	»	*Comm. Boer.*, t. III, p. 313, aph. 1037 (1753).
65	1753	Idem.	Femme.	»	1	»	»	»	*Idem*, p. 312, aph. 1036 (1753).
66	1756	Pellault de Latour.	Fille Gourdin.	»	1	13	»	2 ans.	*Journal de méd.*, de Roux, t. V, p. 41 (1756).
67	1757	Car. Sachs.	Fille	»	1	30	3 jours	3 jours	*Nova acta phys. med. Acad. nat. cur. Eph.*, t. I, p. 389, obs. 99 (1757).
68	1760	Sauvages.	Petite fille de l'Hôpital de Montpellier.	»	1	8	12 h.	»	*Nos. Meth.*, édit. 1760, trad Gouvion, t. V, p. 419 (1772).
69	1760	Privat.	Fille de Saint-Sébastien.	»	1	13	»	2 mois	*Idem*, p. 428.
70	1760	Sauvages.	Madeleine Vincent . . .	»	1	»	»	»	*Idem*, p. 417.
71	1760	Idem.	Soldat de l'hôp. d'Alais.	1	»	»	»	»	*Idem*, p. 423.
72	1760	Descottes	1ʳᵉ sœur domestique . .	»	1	»	»	»	*Idem*.
73	1760	Idem.	2ᵉ sœur idem.	»	1	»	»	»	*Idem*.
74	1760	Sauvages.	Dame de Montpellier. .	»	1	24	»	»	*Idem*, t. VII, p. 189.
75	1764	Postel de Francière.	Marchand ambulant. . .	1	»	22	3 jours	»	*Journ. de méd.* de Roux, t. XX, p. 412 (1764).
76	1764	Idem.	Prêtre, dit abbé Frottin.	1	»	40	2 jours	2 jours	*Idem*, p. 410.
77	1764	Idem.	Homme de Barenton. .	1	»	40	»	»	*Idem*, p. 411.
				45	32				

N° D'ORDRE.	DATES.	AUTEURS.	MALADES.	HOMMES.	FEMMES.	AGE.	DURÉE DE L'ACCÈS.	DURÉE DE LA MALADIE.	BIBLIOGRAPHIE.
			Report. . . .	45	32				
78	1763	Marx	Domestique.	1	»	»	»	»	*De spasmis*, (1763). — Bourdin, *Catal.*, p. 155, obs. 155 (1841).
79	1763	Idem.	Jeune fille de Londres. .	»	1	» ans.	»	»	*Idem.* p. 61 (1763). — Bourdin, p. 188, obs. 38 (1841).
80	1768	Viale (d'Agde). . .	Claude Chaudeson . . .	1	»	28	»	»	J. de méd. de Roux, t. XXIX, p. 131 (1768).
81	1770	Tissot.	Homme.	1	»	»	2 mois	2 mois	*Œuvr. compl.*, t. II, p. 51 ; Bourdin, *Catal.*, p. 29, obs. 7. et p. 58, obs. 15 (1841).
82	1776	Arwid Faxe. . . .	Palefrenier.	1	»	26	»	»	*Svenska Vetensk. Ac. Handl.*, A. 1776. S. 216 (1776). — *Schwedische Akad. Abdhandl.* J. 1776, S. 220 (1782).
83	1778	Hiortzsberg. . . .	Sjæstroëm	1	»	30	5 à 6 jours.	»	*Idem, Svenska.* S. 74 (1778). — *Schwed.* J. 70 (1783).
84	1782	Selle.	Demoiselle.	»	1	24	»	3 mo's	*Journal de Selle* (1782-86) ; obs. méd. trad. p. 113 (1796).
85	1783	Cosnier.	Christine Wal'ery, femme Clinger.	»	1	43	»	»	*Rapport de MM. Cosnier, Maloet, Darcet, etc., sur les avantages de l'électr. dans la catalepsie.*
86	1787	Petetin.	Madame A***.	»	1	19	»	»	*Mém. sur la catal. et le somnambulisme,* 1re partie p. 6, 2e partie, p. 106 (1787) ; *Electr. anim.*, p. 1 (1808)
87	1787	Idem.	Mademoiselle B.	»	1	19	»	»	*Mém. id*, 2e partie, p. 82 ; *Electr. anim.*, p. 238.
88	1787	Laurent.	Madame M.	»	1	»	»	»	Petetin, *Mém. id.*, 2e partie, p. 123.
89	1802	Pinel	Jeune fille.	»	1	9	$\frac{5}{4}$ d'h.	»	*Nosogr. phil*, édit. 2, t. III, p. 70 (1802).
90	1803	Joseph Henry. . .	Fusilier à 39e 1/2 brig. .	1	»	27	»	»	Thèse, Paris, 8 thermidor an XI.
91	1803	François Henry . .	Fusilier à la 103e 1/2 brig.	1	»	24	2 heur.	2 heur.	*Idem.*
92	1803	Idem.	Mademoiselle L.	»	1	25	»	»	*Idem.*
93	1806	Taillard-Duplessix.	Jeune paysan.	1	»	»	»	»	Thèse, Paris, n° 4. p. 9 (1806).
94	1806	Idem.	Fusilier à la 106e 1/2 brig.	1	»	24	»	»	*Idem*, p. 15.
95	1808	Petetin.	T., de Toulouse	1	»	»	»	»	*Notice hist.*, p. 48, avant *Electr. anim.* (1808).
96	1808	Idem.	Chanoine d'Ainai. . . .	1	»	50	»	»	*Electr. anim.*, p. 3, note (1808).
97	1808	Idem.	Madame ***	»	1	»	»	»	*Idem.*
98	1808	Idem.	Mademoiselle X.	»	1	18	6 jours	»	*Idem*, p. 127.
99	1808	Idem.	Madame de Saint P. . .	»	1	29	18 h.	»	*Idem*, p. 170.
100	1808	Idem.	Mlle X., de Lausanne. .	»	1	17	»	»	*Idem*, p. 201.
101	1808	Idem.	Jeune Provençale. . . .	»	1	19	2 jours	»	*Idem*, p. 258.
102	1808	Lamothe.	Mademoiselle Aimée. .	»	1	14	»	»	*Idem*, p. 277.
103	1811	Guéritaut.	Mlle Adélaïde Lef. . . .	»	1	18	7 jours	»	*Bull. Soc. sc. Phys. d'Orléans*, 2e année, n° 16, t. III, p. 159 (1811).
104	1811	Lullier-Winslow. .	Madame D.	»	1	30	24 j.	»	*Journ. de méd.*, de Corvisart, t. XXII, p. 136 (1811).
105	1811	J.-P. Frank. . . .	Jeune fille de Milan. . .	»	1	»	»	»	*Traité de médec. pratique*, trad. Goudareau, 1842, t. II, p. 513.
106	1811	Idem.	Étud. en droit de Vienne	1	»	»	»	»	*Idem*, p. 511-513.
107	1811	Idem.	Enfant de la clinique de Vienne.	1	»	»	»	»	*Idem*, p. 512.
108	1811	Idem.	Jeune fille	»	1	»	»	»	*Idem*, p. 513.
109	1816	Sarlandière	F.-Joseph Bousch. . . .	1	»	28	»	»	*Bull. Soc. méd d'émulation*, n° 7, juillet 1816. — *Journ. de Leroux*, t. XXXVI, p. 232 (1816).
110	1817	X.	Mademoiselle Nivon . .	»	1	28	»	3 mois	*Soc. méd.* Paris, 5 août 1817. — Bourdin, *Catal.*, obs. 13, p. 53 (1841).
111	1827	Fouquet.	Mademoiselle de L. . .	»	1	»	12 h.	»	Lordat, *Lettre à M. Cazaintre* (*Éphém. méd. de Montpellier*), t. V, p. 425 (1827).
112	1833	Orioli.	Jeune fille de Bologne. .	»	1	25	»	»	*Gazette médicale*, p. 106 (1833).
113	1834	Georget et Calmeil.	Malade de M. Rostan. .	»	1	»	»	»	*Dict. de méd.*, 2e édit., t. VI, p. 485 (1834).
114	1834	Idem.	Maniaque de Charenton.	1	»	»	»	»	*Idem.*
115	1835	Puzin.	Jeune homme.	1	»	16	»	»	*Gazette des hôpitaux*, 8e année, t. IX, n° 45, p. 180 (1835).
			A reporter. . .	61	54				

N° D'ORDRE.	DATES.	AUTEURS.	MALADES.	HOMMES.	FEMMES.	AGE.	DURÉE DE L'ACCÈS.	DURÉE DE LA MALADIE.	BIBLIOGRAPHIE.
			Report. . . .	61	54	ans.			
116	1835	Sylvain Eymard.	Sophie Laroche.	»	1	8à16	»	»	*Courrier de l'Isère,* n° 2797 (1835). — Despine, *in Bull. Ac. méd.,* t. II, n° 14, p. 63 (1838).
117	1836	Boldowin (de Georgie)	Garçon.	1	»	9	»	»	*Gazette méd.,* sér. 2, t. IV, p. 744 (1836).
118	1836	Mottard, de St-Jean-de-Morienne (Savoie)	Jeanny Bornoz.	»	1	12	1heure	»	*Idem,* p. 762.
119	1836	Calvi.	Angélina Formoni . . .	«	1	22	»	»	*Annali univ. di medic.* — *Gazette des hôp.,* 9e année, t. X, n° 62, p. 248 (1836).
120	1836	Barth	Anne Lamothe.	»	1	42	24à30h	24à30h	*Gazette méd.,* sér. 2, t. IV, p. 475 (1836).
121	1837	Engler.	Mademoiselle N. Léon. .	»	1	23	»	3 à 4 ans.	*Mémorial bordelais,* n° 9651 (1837). — *Le Révélateur,* journ. de Bordeaux, 1re ann., n° 4, p. 112 (1838).
122	1838	Despine père. . . .	Mademoiselle Louise-Estelle L'Hardy.	»	1	11	»	»	*Bull. des eaux d'Aix en Savoie,* 4e année, obs. cur. névropathie, p. 1 1838).
123	1839	Taupin	Fille	»	1	14	»	»	*Journal des connaissances méd. chir.* (nov. 1839).
124	1840	Isaac Parrish . . .	J. H., fils d'un sellier. .	1	»	15	»	»	*Gazette méd.,* sér. 2, t. VIII, p. 666 (1840).
125	1841	Bourdin.	Arthur D.	1	»	22	»	»	*De la catalepsie,* p. 49, obs. 12 (1841).
126	1841	Idem.	Fille de la Charité . . .	»	1	22	»	»	*Idem,* p. 81, obs. 23.
127	1841	Chatron.	Femme de Turin. . . .	»	1	»	»	»	*Idem,* p. 96, obs. 25.
128	1841	Jolly.	Jeune fille.	»	1	»	»	»	*Idem,* p. 119, obs. 28.
129	1841	Bourdin.	Madame G.	»	1	45	»	»	*Idem,* p. 120, obs. 29.
130	1841	Millardet.	1er collégien de Poligny.	1	»	»	»	»	*Idem,* p. 145, obs. 32.
131	1841	Idem.	2e collégien de Poligny.	1	»	»	»	»	*Idem.*
132	1843	Favrot fils. . . .	Virginie Thérèse. . . .	»	1	23	»	»	*Gazette des hôp.,* 16e année, t. V, série 2, n° 83, p. 293 (1843). — Thèse, Paris, p. 42, obs. 34 (1844).
133	1844	Idem.	Mademoiselle Amélie X.	»	1	25	7 jours	»	Thèse, obs. 25.
134	1844	Chaudard. . . .	Mademoiselle Rosalie. .	»	1	40	6 à 8h	»	*Idem,* obs. 23, p. 49.
135	1844	Schmidt.	Femme de Paderborn. .	»	1	»	2h.ur	2heur.	Casper's, *Wochenschrift.* — *Gazette des hôp.,* 17e année, sér. 2, t. VI, n° 73, p. 291 (1844).
136	1844	Idem.	Nouveau-né de Paderborn (sexe inconnu).	»	»	1 jour ans.	2heur.	2heur.	*Idem*
137	1848	Pujos	Fille.	»	1	17	6 jours	6 jours	*Journ. de méd. de Bordeaux,* 6e année, p. 309 (1848).
138	1848	Brulatour	Malade (sexe inconnu).	»	»	»	»	7à8j	*Idem,* p. 310.
139	1849	Louyer.	Fille Poteau	»	1	»	12h.	»	*Gazette des hôp.,* 22e année, sér. 3, t. I, n° 87, p. 349 (1849).
140	1851	Sandras	Jeune fille	»	1	»	»	»	*Traité prat. des mal. nerv.,* t. I, p 442, (1851).
141	1851	Idem.	Jeune fille de l'Hôtel-Dieu-annexe.	»	1	»	»	»	*Idem,* t. I, p. 441 et 427 (1851).
142	1853	N. Cervello. . . .	Ninfa Filiberto.	»	1	16	»	»	*Storia di un caso d'Isterismo,* etc., dal prof. Niccolo Cervello, p. 58 (1853).
143	1854	Bayard.	Marie X.	»	1	22	»	»	*Gazette des hôp.* (12 sept. 1854).
144	1855	Négrié.	Madame Gautier. . . .	»	1	29	1h.¼	»	
145	1855	Maugeis.	Jardinier de Montmorency.	1	»	40	40 h.	40 h.	Observations communiquées à l'auteur.
146	1855	Delplanque. . . .	Mlle D., de Montreuil-sur-Mer.	»	1	55	4heur.	»	
147	1855	Landry.	Femme X., de Nanterre.	»	1	28	20 min.	»	
148	1855	Puel.	Inconnu de la rue Saint-Antoine.	1	»	40 à 45	½ d'h.	¼ d'h	
149	1855	Idem.	Sidonie Lefebvre. . . .	»	1	20	2à3j.	»	Observations de l'auteur.
150	1855	Idem.	Madame D.	»	1	45	3heur.	3 ans.	
			Total.	68	80				

Obs. 144. — *Catalepsie chez une femme hystérique.* (Communiquée par M. le docteur Négrié de Bordeaux.)

Madame G..., couturière, demeurant à Bordeaux, rue Payenne, se maria, en 1835, à l'âge de vingt-quatre ans. Avant son mariage, elle avait été hystérique, et cet état persista sans interruption jusqu'à l'époque où elle devint mère. Des contrariétés de ménage, puis l'abandon de son mari, lui causèrent de vifs chagrins, et son ancienne maladie reparut avec plus d'intensité que jamais : crachements de sang, toux interminables, diarrhées rebelles, appétits bizarres, intolérance de l'estomac, poussée à tel point que, pendant cinq ans, la malade a vomi toute espèce d'aliments, excepté quelques tasses de lait coupé en tiers avec de l'eau, sans que la nutrition ait paru trop altérée : tels sont les phénomènes principaux qui ont été observés.

Un jour, après avoir visité la malade dans la matinée, sans remarquer rien qui différât des phénomènes observés habituellement, je fus appelé de nouveau chez elle, vers deux heures de l'après-midi : je la trouvai assise sur le bord de son lit, les jambes pendantes, le corps et la tête droits, les yeux fixes et très brillants, les traits de la face immobiles, la bouche un peu entr'ouverte. Avant mon arrivée, on avait déjà eu recours, pour la tirer de cet état, aux bains de pieds sinapisés, aux aspersions froides, aux appellations réitérées à très haute voix : rien n'avait pu la ranimer. Au grand ébahissement des assistants, toutes les fois qu'on imprimait un mouvement à ses membres, ceux-ci conservaient la position qu'on leur avait fait prendre ; moi-même, je répétai l'expérience, qui fut conforme à leur assertion. La malade était dans un état d'anesthésie tel, que les pincements les plus forts ne lui arrachaient aucune plainte ; je jetai de l'eau-de-vie dans ses yeux, et elle ne cligna seulement pas. Enfin, à bout d'expédients (il y avait déjà une heure et demie que durait l'accès), je m'avisai de chercher à rétablir la respiration, en appliquant la main sur l'épigastre, et en imprimant à la poitrine des mouvements réitérés. Après cinq minutes de cette manœuvre, les muscles reprirent leur jeu habituel, la malade tomba tout à coup sur son lit et recouvra connaissance. Je n'ai observé qu'un seul accès de catalepsie chez cette malade : c'était en 1840, et elle avait alors vingt-neuf ans. Bientôt après, elle guérit de son hystérie.

Obs. 145. — *Catalepsie avec état de mort apparente.* (Communiquée par M. le docteur Maugeis, de Montmorency.)

Un homme d'environ quarante ans, jardinier dans une maison bourgeoise de la vallée de Montmorency, d'un tempérament nerveux, fut pris un jour, tout à coup, d'une espèce d'attaque qui lui fit perdre instantanément la parole et la connaissance. Malgré un traitement énergique, les phénomènes ne s'amendèrent pas, et le malade parut succomber à cet état grave.

Le lendemain de cette mort apparente, en le visitant, je remarquai que la rigidité cadavérique était peu prononcée, et que le corps conservait un reste de chaleur. Les yeux étaient à demi ouverts, fixes et presque ternes. Les membres soulevés conservaient la position donnée. J'appliquai le long des membres inférieurs le marteau de Mayor, qui souleva l'épiderme sans que le malade fît le moindre mouvement. Je donnai alors profondément dans un des talons un coup de bistouri à lame étroite et aiguë, et le moribond fit un mouvement assez prononcé ; j'agitai le bistouri dans la plaie, et bientôt, sous l'influence de la douleur, le malade, après s'être redressé sur son séant, recouvra entièrement connaissance.

Il était depuis quarante heures dans cet état de mort apparente. A son réveil, il avait conservé seulement la mémoire des choses antérieures au moment de l'attaque.

Ce fait s'est passé en 1847.

Obs. 146. — *Catalepsie chez une femme hystérique.* (Communiquée par M. le docteur
Desplanque, de Montreuil-sur-Mer.)

Mademoiselle D..., de Montreuil-sur-Mer (Pas-de-Calais), âgée de cinquante-cinq ans, d'un
tempérament nerveux, était sujette, depuis sept ans, à des attaques d'hystérie de toutes formes.
En 1851, à la suite d'une de ces attaques avec mouvements convulsifs, elle fut atteinte d'un
véritable accès de catalepsie qui dura environ quatre heures; elle était sans mouvements
dans son lit, et le bras, mis dans une position quelconque, y restait indéfiniment.

Je dois faire observer que sa mère était très nerveuse, et que son père avait été également
affecté pendant toute sa vie, d'une maladie nerveuse grave et incurable.

Obs. 147. — *Catalepsie chez une femme atteinte de rhumatisme articulaire aigu.* (Communiquée
par M. le docteur Landry, de Paris.)

La femme X.... âgée de vingt-huit ans, habitant Nanterre, fut prise, vers la fin de mai 1852,
d'un rhumatisme articulaire aigu, pour lequel on employa les émissions sanguines et le sulfate
de quinine à très faible dose. Au milieu des symptômes ordinaires de l'affection rhumatismale,
survint un délire violent, qui fut considéré comme nerveux. Des vésicatoires à la nuque et aux
cuisses n'eurent aucun succès, et l'on transporta la malade à l'hôpital Beaujon, service de
M. Sandras, salle Sainte-Claire, n° 53.

Au moment où je la vis pour la première fois (5 juin 1852), elle était dans l'état suivant :
immobilité complète ; les yeux ouverts sont fixes; la pupille droite est plus large que la gauche;
si l'on touche la malade, si on la pince, si on la pique, elle ne paraît pas sentir; les membres
soulevés retombent comme des corps inertes, mais si on les maintient, même un instant très
court, dans une position quelconque, ils semblent s'y fixer, et peuvent y rester indéfiniment. La
tête est dans le même cas. On donne à ces parties les positions les plus bizarres et les plus
difficiles à garder : elles les conservent jusqu'à ce qu'on leur imprime quelque nouveau mouvement. Après vingt minutes environ, X... est sortie brusquement de cet état cataleptique en
demandant le bassin en termes grossiers. Dès lors le délire a reparu, délire sans fièvre, loquace,
dans lequel elle injurie les personnes du service et ses voisines. D'ailleurs, le rhumatisme articulaire a complétement disparu. Potion avec sirop de morphine, 60 grammes, les 7 et 8 juin.
Persistance du délire et deux nouveaux accès de catalepsie dont un (le 8) a duré trois heures.
On est obligé enfin (le 12) d'envoyer cette malade à la Salpêtrière, et nous l'avons perdue de vue.

Obs. 148. — *Catalepsie simple chez un homme de quarante ans.* (Recueillie par l'auteur.)

Dans le courant de l'année 1841, je fus appelé à donner des soins à un homme âgé d'environ quarante ans, qui était tombé sans connaissance au milieu de la rue Saint-Antoine. Je le
trouvai roide, sans mouvements convulsifs, les yeux ouverts et fixes. Je le fis porter à l'instant
même chez M. Roques, pharmacien, et on l'assit sur une chaise : il était dans une immobilité
parfaite. Je lui pris le bras et l'élevai : il resta dans la situation où je l'avais placé. La tête, tour-
née à droite ou à gauche, conserva la direction que je lui donnai. En un mot, je constatai de
la manière la plus claire l'existence de la catalepsie.

Le malade reprit ses sens, non pas brusquement, mais par degrés, au bout d'un quart
d'heure.

Il me dit qu'il avait de temps en temps des accès semblables, mais il ne put rien préciser à
cet égard.

Obs. 149. — *Catalepsie avec contracture permanente.* (Recueillie par l'auteur.)

Sidonie Lefèvre, âgée de vingt ans, porteuse de pain, est entrée à l'hôpital de la Charité, dans le service de M. Piorry, le 31 juillet 1854. Voici dans quelles circonstances elle est devenue cataleptique. Le 28 juillet, pendant l'épidémie cholérique, qui sévit à Paris avec intensité, elle entra chez une de ses pratiques, comme elle avait l'habitude de le faire tous les matins, pour lui remettre son pain. La personne, qu'elle avait laissée la veille bien portante, était morte du choléra, et la fille Lefèvre, qui la vit couchée dans son lit, sans être préparée à ce spectacle, fut saisie à l'instant même d'un accès de catalepsie qui dura trois jours. Elle fut portée sans connaissance à l'hôpital, le 31 juillet. Lorsqu'elle s'éveilla, il était grand jour, mais elle ne vit point la lumière, et demanda où elle était. Cette espèce d'amaurose persista quelque temps, mais la malade n'a pu me dire au juste combien de jours.

Le lendemain et les jours suivants, pendant trois mois environ, elle eut un accès chaque jour, après le bain qu'on lui faisait prendre. La durée de ces accès a été le plus souvent de deux heures, mais elle s'est élevée quelquefois à quarante-huit heures.

Plus tard, la régularité des accès a été interrompue ; ils sont survenus moins fréquemment. Aujourd'hui enfin (février 1855), la malade n'a guère qu'un accès par quinzaine. Je regrette de ne pouvoir donner les détails curieux qui m'ont été communiqués par quelques personnes, témoins de plusieurs accès, mais je craindrais de m'écarter involontairement de la vérité, en consignant ici tous les faits singuliers qui m'ont été racontés. Je dirai néanmoins (car il ne peut y avoir erreur là-dessus), que si l'on touche le creux de l'estomac pendant un accès, la malade fait des mouvements violents avec ses bras, comme pour éloigner la cause d'une sensation douloureuse.

Je suis allé très souvent, et à des heures différentes, à l'hôpital de la Charité, pour être témoin d'un accès ; je n'ai jamais pu arriver à temps pour y assister. Il est vrai que je n'ai eu connaissance de ce cas de catalepsie que vers le mois de novembre, alors que les accès avaient cessé d'être quotidiens. Je puis cependant dire quelques mots d'un fait singulier que j'ai observé personnellement chez cette malade. A différentes époques, elle a eu des contractures des poignets et des pieds, qui persistaient dans l'intervalle des accès : je n'ai jamais vu les contractures des mains, mais j'ai observé celles des pieds.

L'expérience m'ayant appris que chez madame D..., dont je raconterai tout à l'heure l'histoire, la contraction musculaire cédait à des frictions faites sur le trajet des différents muscles, je saisis avec empressement l'occasion qui s'offrait à moi, de vérifier le fait sur une autre personne. Je pris donc entre mes mains le pied droit de la malade ; je le gardai environ deux minutes, puis je pratiquai, le long des muscles de la jambe, des frictions semblables à celles que j'ai l'habitude de faire chez madame D... Je ne tardai pas à sentir les muscles se détendre sous ma main, et bientôt ils furent complétement relâchés. Je fis de même pour le pied gauche, et la malade, qui était obligée de marcher sur des béquilles, put poser sur le sol la plante des pieds, et même faire quelques pas dans la salle, au grand étonnement de toutes ses voisines.

Les muscles restèrent libres pendant un quart d'heure ou vingt minutes, mais la contracture revint insensiblement au point où elle était antérieurement. J'ai fait cette expérience dans un but d'instruction personnelle, et malgré tout le désir que j'aurais eu de la renouveler, je n'ai pas cru qu'il me fût permis de le faire, sans avoir obtenu l'autorisation du chef de service, M. Piorry, sous la direction duquel était placée la malade. D'un autre côté, ma qualité de concurrent pour le prix de l'Académie m'imposait une réserve et une discrétion qui m'interdisaient toute démarche de ce genre.

OBS. 150. — *Catalepsie compliquée de somnambulisme.* (Recueillie par l'auteur.)

Madame D.. , la malade dont je vais tracer l'histoire, est une personne âgée d'environ quarante-cinq ans, d'une éducation distinguée, et je puis ajouter, d'une instruction tout à fait supérieure. Peu de temps après son mariage, elle eut la douleur de voir sa fortune personnelle, ainsi que celle de ses parents, englouties dans de fausses spéculations; et pour comble de malheur, elle éprouva presque en même temps de violents chagrins de famille. C'est à cette époque, c'est-à-dire à une vingtaine d'années, que remontent les premiers symptômes de sa maladie, et il est impossible de ne pas voir dans cette coïncidence une relation de cause à effet.

Voici d'abord quelques détails sur les antécédents de la maladie :

1810. — Madame D..., née à Paris en 1810, de parents qui n'ont jamais eu d'affections nerveuses, a joui d'une assez bonne santé pendant les premières années de sa vie.

1826. — Elle fut réglée pour la première fois à l'âge de seize ans, et l'écoulement dura pendant six semaines avec une grande abondance. Un mois après le dernier jour de cette première période, les règles reparurent, et les époques se succédèrent ensuite régulièrement pendant deux ans.

1828. — Vers l'âge de dix-huit ans, à la suite d'une vive frayeur, le flux menstruel fut supprimé brusquement et ne se rétablit qu'au bout d'un an. Il est à remarquer qu'à partir de ce moment, les périodes présentèrent une grande irrégularité.

1832. — Madame D... se maria à vingt-deux ans. Après dix mois de mariage, elle fit une fausse couche, qu'on supposa être de deux mois ; elle redevint enceinte peu de temps après, et accoucha d'un enfant à terme, qui ne vécut que dix mois.

1834. — C'est pendant cette grossesse qu'on voit apparaître, pour la première fois, la douleur vive et permanente de la région de l'estomac, que nous retrouverons invariablement dans toutes les maladies subséquentes, gastralgie suraiguë qui constitue le caractère dominant de l'affection actuelle, et qui semble être le point de départ de tous les phénomènes nerveux que je décrirai plus loin. Je vais d'abord noter les circonstances principales qui accompagnèrent l'apparition de ces premiers symptômes de maladie.

A peine enceinte de six semaines, madame D... fut atteinte d'une fluxion de poitrine qui nécessita une saignée du bras, plusieurs applications de sangsues, des vésicatoires, etc... La convalescence dura environ trois mois. Dès que les potages succédèrent aux bouillons, la malade commença à éprouver pendant la digestion des douleurs vives dans la région de l'estomac, et ces souffrances augmentèrent, à mesure que les aliments devinrent plus substantiels. Des vomissements ne tardèrent pas à se déclarer, et il survint à peu près en même temps des spasmes nerveux, avec sentiment de boule hystérique, de l'utérus à l'estomac, et de là à la gorge. Enfin, la malade finit par perdre connaissance tous les jours après le repas du soir, souvent même après celui du matin. Cet état persista jusqu'à la fin du huitième mois de la grossesse, malgré l'administration des antispasmodiques les plus puissants, éther, valériane, etc..., mis en usage par M. le docteur Larroque, médecin de l'hôpital Necker, qui donnait ses soins à la malade. Immédiatement après l'accouchement, il survint une perte interne très abondante, qui eût été fort grave et peut-être mortelle, sans la prompte intervention de l'accoucheur.

M. Larroque introduisit la main dans l'utérus, et, en provoquant les contractions de cet organe, facilita la sortie d'une quantité considérable de sang coagulé, en même temps qu'il fit cesser l'hémorrhagie. L'anémie, qui succéda à cet accident, retint la malade dans son lit pendant deux mois, et persista longtemps encore après. Enfin, à peine madame D... commençat-elle à prendre des aliments, que les phénomènes hystériques et la douleur épigastrique observés pendant la grossesse reparurent, mais avec moins d'intensité. C'est ainsi, par exemple, qu'il y eut un seul évanouissement par jour, au lieu de deux.

Après les deux grossesses dont je viens de parler, madame D... fit trois fausses couches, de six semaines chaque ; plus tard enfin, elle mit au monde une fille, qu'elle a eu le bonheur de conserver, et qui aujourd'hui est âgée de dix-sept ans. Ainsi, en moins de cinq ans, il y eut quatre fausses couches et deux accouchements à terme.

Depuis sa seconde grossesse, madame D... a souffert pour ainsi dire sans interruption, et, je le répète, les symptômes de gastralgie prédominent dans toutes les indispositions ultérieures : ils persistent même avec une certaine intensité dans les intervalles de ces diverses affections.

Voici l'indication sommaire des principales maladies, sur lesquelles madame D... a conservé des souvenirs précis.

1835. — Après la dernière fausse couche, des pertes abondantes forcent la malade à garder la chambre pendant plus de six mois. Plusieurs chirurgiens célèbres, notamment MM. Lisfranc et Marjolin, appelés en consultation, conseillent des cautérisations répétées tous les deux jours, sur le col de l'utérus : ces cautérisations sont pratiquées pendant plusieurs semaines par le médecin ordinaire, M. le docteur Larroque. A cette époque, il y eut peu de phénomènes hystériques, mais la gastralgie tourmenta beaucoup la malade.

1839. — Convulsions hystériques presque tous les jours, à des heures irrégulières, mais plus souvent dans l'après-midi que le matin ; douleurs d'estomac extrêmement violentes.

1844 à 1847. — Séjour en Angleterre pendant trois ans : madame D... y est presque toujours malade, et passe la moitié du temps dans son lit. Pendant cette période, peu d'accidents hystériques proprement dits, mais une toux incessante, et des vomissements occasionnés par les contractions douloureuses de l'estomac qui ne peut supporter les aliments. Le médecin ordinaire réunit en consultation deux des plus habiles praticiens de Londres, MM. Clarcke et Oclock ; mais la médication anglaise, composée en majeure partie de potions et de poudres purgatives de toute sorte, exaspère tellement la susceptibilité de l'estomac, que la malade finit par ne plus pouvoir supporter même une simple cuillerée d'eau. Épuisée par ce traitement, madame D .. a recours aux soins d'un médecin homœopathe, M. Curies, qui, plus sobre de médicaments, obtient au bout de quelques mois une amélioration notable.

La malade fait ensuite en Allemagne un voyage de trois mois, dont elle se trouve parfaitement. A son retour en Angleterre, les mêmes accidents se reproduisent, mais plus faiblement. Rentrée en France, vers la fin de 1847, madame D... ne tarde pas à retomber malade.

1848. — Au commencement de l'année, la malade entre à la maison de santé du faubourg Saint-Denis, dans le service de M. Monod. Convulsions hystériques traitées sans succès pendant trois ou quatre mois, par le chloroforme, les vésicatoires, les cautères, etc.

Après les journées de juin et pendant le mois de juillet, douleurs d'estomac et de bas-ventre : saignées et sangsues fréquemment répétées. Mêmes accidents et même traitement dans le courant du mois de décembre et au commencement de l'année suivante, sous la direction de M. le docteur Rousseau.

1849. — Madame D... passe l'été en Bourgogne, dans une maison de campagne aux environs de Dijon. Elle y est malade pendant cinq mois, et M. le docteur Grabowski, directeur d'un établissement hydrothérapique, lui donne ses soins. C'est d'abord la suette qui se déclare ; puis survient un point de côté considéré comme pleurétique ; asthme nerveux ; étouffements hystériques. Le traitement consiste en cinq saignées, à divers intervalles, vésicatoires, etc.

1851 et 1852. — Séjour de deux années en Gallicie (Pologne autrichienne). Nouvelle maladie de cinq mois ; pleurésie, ou peut-être pleurodynie, spasmes nerveux à forme hystérique, enfin douleurs d'estomac et de bas-ventre, considérées comme inflammatoires et traitées énergiquement par la méthode antiphlogistique. Cinq ou six saignées d'abord, puis sangsues, au nombre de dix à vingt, répétées toutes les semaines et souvent tous les trois ou quatre jours, pendant trois mois consécutifs.

En résumé, trente ou quarante saignées, un nombre indéfini de sangsues, cautères et vésicatoires entretenus durant plusieurs années, sans parler des médicaments stupéfiants, antispasmodiques, etc., etc., dont la malade a été, je puis le dire, saturée en tout temps, tel est le tableau vraiment effrayant des divers traitements que madame D... a subis pendant vingt ans.

En faisant cette triste énumération, je n'ai d'autre but que de constater l'insuccès de tous les moyens thérapeutiques employés jusqu'à ce jour, et il n'entre nullement dans ma pensée de critiquer les divers traitements suivis par les honorables praticiens que je viens de nommer. J'aurai, d'ailleurs, bientôt à faire moi-même un aveu d'impuissance qui ne permettra à personne de méconnaître mes intentions.

J'arrive maintenant à mon observation personnelle.

C'est le 3 septembre 1852, que je vis madame D... pour la première fois. Elle était venue me consulter pour une douleur extrêmement vive qu'elle éprouvait dans la région de l'estomac et dans le dos. Une petite toux sèche et fréquente, dont elle se plaignait à peine, attira plus spécialement mon attention : la poitrine fut explorée avec soin, mais je ne trouvai aucun signe grave ni par la percussion ni par l'auscultation. Je me vis donc forcé de rattacher cette toux à la gastralgie. Madame D... offrait, d'ailleurs, extérieurement les signes les plus caractéristiques du tempérament nerveux. Toutefois, je l'avoue, plus préoccupé de la toux que de la gastralgie et craignant de n'avoir pas suffisamment exploré la poitrine, je mis provisoirement la malade à l'usage du lichen d'Islande et du sirop de quinquina.

Le 9 septembre, madame D... me fit appeler chez elle. La toux avait notablement diminué, mais les douleurs de l'estomac étaient devenues intolérables, et la présence des aliments les augmentait à tel point, que la malade ne mangeait qu'avec une extrême répugnance. Madame D... compléta ce jour-là, par de nouveaux détails, les renseignements qu'elle m'avait donnés précédemment sur ses diverses maladies : elle me fit observer notamment, qu'on avait employé, pour combattre la gastralgie, un grand nombre de médicaments antispasmodiques ou autres, et qu'aucun d'eux n'avait jamais paru produire d'amélioration. Elle me fit, autant que sa mémoire le lui permit, l'énumération des substances déjà mises en usage ; elle me communiqua quelques-unes des ordonnances prescrites, et je fus véritablement effrayé de la masse énorme de drogues qu'elle avait absorbées depuis l'origine de sa maladie. J'avoue que, malgré la richesse de la matière médicale, en fait d'antispasmodiques, j'étais embarrassé pour trouver un agent qui n'eût pas encore été expérimenté. Je fixai mon choix sur le sousnitrate de bismuth, remède souverain, pour ainsi dire spécifique contre la gastralgie. Je commençai par en donner 20 centigrammes, et j'augmentai graduellement les doses jusqu'à 1 gramme par jour. La malade se plaignant en même temps de douleurs dans le bas-ventre, du côté de l'utérus, je fis administrer quelques lavements avec la poudre de valériane.

Ce traitement était certainement conforme aux règles d'une saine pratique ; et, cependant, je ne tardai pas à voir les symptômes s'aggraver ; la malade finit même par s'affaiblir, au point de ne pouvoir plus se lever.

Vers le 15 septembre, j'observai que tous les soirs, entre quatre et cinq heures, madame D... éprouvait une sorte de redoublement. Les douleurs étaient plus vives, et il y avait de la roideur dans les mouvements, particulièrement dans les muscles du cou, du dos et des bras. Ce malaise persistait pendant plusieurs heures, et ne se dissipait souvent qu'au milieu de la nuit. Un soir, enfin, le 27 septembre, les douleurs d'estomac devinrent tellement aiguës que la malade s'évanouit vers cinq heures et resta environ une demi-heure sans connaissance. Je ne fus pas témoin de ce premier accès, mais d'après les détails qui me furent donnés par la malade elle-même et par ceux qui l'avaient assistée, je jugeai qu'il s'agissait d'un accès d'hystérie, analogue à ceux qu'elle avait éprouvés autrefois, et, conformément à cette opinion, je crus devoir persister dans la voie de traitement que j'avais adoptée. Toutefois, en raison de l'extrême sensibilité de l'estomac, je n'osai pas élever au delà de 2 grammes la dose journalière de sous-nitrate de bismuth, qui faisait la base essentielle de mon traitement antispasmodique.

Le lendemain, à la même heure, la malade perd également connaissance et se réveille un peu plus tard.

Pendant cet accès, dont je suis témoin, la malade est couchée sur le côté, les jambes légèrement fléchies sur les cuisses, et celles-ci sur le bassin; les bras sont allongés, roides, un peu contournés dans le sens de la flexion, et les doigts sont fortement contractés; la tête est inclinée à gauche et en arrière; enfin, les paupières sont closes. Les membres ne sont point agités par des convulsions cloniques; mais, dès qu'on touche la malade, même légèrement, les muscles semblent se contracter avec plus de violence; elle souffre évidemment de ce contact, si faible et si doux qu'il soit. Si c'est un membre qu'on touche, il en résulte un petit mouvement qui tend à l'éloigner de la main; si le contact a lieu sur la tête ou sur quelque partie du tronc, le corps entier se déplace, non point par un seul mouvement, tel qu'un saut brusque, mais par une série de petits mouvements successifs, dont l'étendue semble proportionnée à l'énergie du contact ou à la pression de la main sur le corps de la malade. Les mâchoires fortement contractées pressent les dents les unes contre les autres, et de temps en temps, de légers mouvements de diduction produisent des grincements accompagnés de petits cris étouffés. Ces cris augmentent, ainsi que les grincements de dents, par le plus léger bruit qui se fait entendre, soit dans l'intérieur de la chambre, soit au dehors.

Je ne voyais pas là les symptômes ordinaires d'une attaque d'hystérie, mais connaissant les bizarres transformations de cette maladie, je n'eus pas en ce moment la pensée de rattacher à quelque autre névrose les phénomènes singuliers que j'avais sous les yeux.

Dès ce jour-là pourtant, je me promis d'observer avec soin l'heure d'invasion de l'accès, pour m'assurer de sa périodicité, et même, en raison de l'obscurité de mon diagnostic et de la gravité au moins apparente des symptômes observés, je crus devoir, par prudence. donner à la malade, dans la journée du 29 septembre, 20 centigrammes de sulfate de quinine. L'accès revint le soir vers six heures, et dura un peu plus longtemps que le précédent. Le 30, j'administrai 40 centigrammes de sulfate de quinine, et j'en donnai 60 centigrammes le lendemain 1ᵉʳ octobre. En voyant les accès affecter un type régulier, j'eus d'abord l'espoir d'en triompher à l'aide du sulfate de quinine, mais je ne tardai pas à remarquer que les accidents s'aggravaient au lieu de s'amender, et, dans l'incertitude où j'étais de savoir s'il fallait attribuer cette gravité croissante de la maladie à sa marche naturelle ou à l'action irritante des médicaments que j'avais employés, je priai madame D... de me permettre d'appeler en consultation un de mes confrères.

Le 2 octobre, M. le docteur Deslongchamps-Deville, voulut bien m'assister de ses conseils. Malgré la régularité des accès, nous ne crûmes pas devoir persister dans l'emploi du sulfate de quinine, et, en raison des antécédents hystériques, il fut convenu que nous le remplacerions par le valérianate de zinc. Ce médicament fut administré pendant plusieurs jours à la dose de 60 centigrammes à 1 gramme, et j'en aurais élevé successivement les doses, si l'intensité croissante des accès et leur incontestable périodicité ne m'avaient en même temps commandé de revenir promptement à l'usage des antipériodiques.

Pour remplir la double indication qui s'offrait dans ces circonstances, je prescrivis le valérianate de quinine, à la dose de 1 gramme par jour. J'employai en même temps l'extrait de belladone, la gomme ammoniaque, l'asafœtida, etc.

Ce traitement fut continué pendant une partie du mois d'octobre ; mais bientôt il me fut impossible de me faire illusion sur l'impuissance de tous ces médicaments, et je me demandai même s'ils n'avaient pas été tous plus ou moins nuisibles, car leur administration était promptement suivie, comme autrefois l'ingestion des aliments, d'une augmentation notable des douleurs dans la région de l'estomac. Il est certain du moins que la malade était arrivée à un état de faiblesse et de dépérissement inouïs. Il y avait six semaines qu'elle ne s'était pas levée, et depuis un mois elle ne prenait chaque jour, pour toute nourriture , que quatre cuillerées de potage tout au plus, souvent une ou deux seulement, quelquefois même absolument rien, tant était grande son appréhension des souffrances que déterminait l'introduction de la moindre substance solide ou liquide dans l'estomac.

Evidemment il n'y avait plus à hésiter. A partir du 24 octobre, je supprimai toute médication active, me bornant à prescrire de temps en temps quelques bains. Je fis prendre à la malade, d'abord du bouillon froid, puis des potages, et, plus tard, du poisson, du poulet, etc. En un mot, je réduisis le traitement à la surveillance du régime alimentaire, en m'attachant à le rendre de plus en plus fortifiant. Une amélioration notable ne tarda pas à se manifester dans la santé générale ; mais comme j'employai concurremment avec le régime de l'alimentation, un moyen peut-être non moins puissant, dont je parlerai tout à l'heure, il me serait impossible de dire lequel des deux a le plus contribué au soulagement de la malade.

Quoi qu'il en soit, dès la fin de décembre 1852, madame D... se levait tous les jours, sortait en voiture et quelquefois à pied, lorsque le temps était beau, pouvait monter et descendre plusieurs étages, sans trop de fatigue ; enfin, elle faisait trois petits repas par jour et mangeait presque autant qu'autrefois.

C'est ici le moment de raconter comment je suis arrivé à reconnaître que les accès de madame D... constituent de véritables accès de catalepsie, et ce récit expliquera en même temps pourquoi je ne l'ai pas reconnu plus tôt. Vers le milieu d'octobre, la douleur épigastrique, (symptôme principal de la maladie), est à peu près permanente ; elle présente son *minimum* d'intensité dans la matinée, augmente pendant l'acte de la digestion, et atteint son *maximum* d'intensité dans la soirée. Vers quatre ou cinq heures, la région de l'estomac est tellement sensible que le moindre bruit extérieur y retentit douloureusement ; bientôt après les muscles du cou se roidissent, la tête s'incline sur l'épaule gauche, en même temps que celle-ci se relève fortement, et le bras du même côté se rapproche du corps ; un peu plus tard, on voit se contracter successivement les masséters , les muscles du tronc et des membres, enfin les orbiculaires des paupières ; en sorte qu'au bout de quelques heures, tous les muscles du corps se trouvent dans un état complet de roideur, et la violence des douleurs semble s'accroître en raison du nombre des muscles contractés. En même temps, les idées de la malade s'obscurcissent de plus en plus, et sa vue se trouble ; ses paupières se contractent involontairement, et elle éprouve une grande difficulté à les tenir écartées ; enfin, il vient un moment où les paupières se ferment pour ne plus se rouvrir, et c'est alors qu'elle perd connaissance.

Je noterai , en passant, une coïncidence bien remarquable : 1° les contractions musculaires ont lieu successivement et toujours dans l'ordre que je viens d'indiquer ; 2° les muscles qui se contractent les premiers sont précisément ceux qui, de même que l'estomac, reçoivent des filets nerveux de la huitième paire ; 3° enfin, c'est toujours à gauche, du côté de la grande courbure de l'estomac, où se trouvent les principaux nerfs, que débute la série des contractions musculaires.

A la fin d'octobre, les accès avaient acquis une violence extrême, et présentaient une régularité fort remarquable. La malade perdait connaissance à sept heures précises et ne revenait à elle-même que vers dix heures, quelquefois plus tard ; mais, malgré le retour de l'intelligence, les contractions musculaires persistaient encore pendant quelque temps, et ne se dissipaient complétement que vers la fin de la nuit.

Voici, du reste, ce qui se passait à cette époque, durant les accès, après la perte de connaissance. Ainsi que je l'ai dit, le son le plus léger faisait éprouver à la malade une sorte de secousse électrique ; ses muscles se contractaient avec plus de violence lorsqu'on la touchait même légèrement, et, si ce contact était prolongé, des cris étouffés s'échappaient péniblement de sa poitrine, en même temps qu'elle faisait des mouvements de déplacement, comme pour fuir une impression pénible.

Cette répulsion singulière se manifestait indistinctement pour toutes les personnes qui entouraient la malade, sa mère, sa fille, sa domestique et moi-même. Cependant, comme il était impossible d'éloigner d'elle toutes les causes de bruit extérieur qui l'agitaient si péniblement, elle finissait presque toujours par changer de position dans son lit. Ainsi, il arrivait très souvent que ses jambes fortement entrelacées se dirigeaient du côté de la muraille tandis que la tête était renversée et pendante en avant du lit, la malade étant placée en travers. Dans cette situation, on était forcé de porter la main sur elle pour la préserver d'une chute qui n'aurait pas été sans danger, car le lit était fort élevé ; mais on se bornait, autant que possible, à l'entourer d'oreillers pour l'empêcher de se blesser contre la muraille. Les souffrances de la malade étaient si évidemment augmentées par le contact, et à plus forte raison par la pression des mains, que nous hésitions tous, je dois l'avouer, à nous approcher d'elle. Un soir, cependant, mademoiselle D... étant seule auprès de sa mère, dont le corps était à moitié hors du lit, se trouva forcée de lui soutenir la tête et les épaules. Ce jour-là, malheureusement, j'arrivai trop tard, et mademoiselle D... était depuis deux heures dans cette pénible situation, n'osant pas faire le moindre mouvement, car sa mère eût fait inévitablement une chute grave. Je m'empressai de replacer la malade dans son lit, et je restai auprès d'elle jusqu'à ce qu'elle eût recouvré connaissance.

A partir de ce jour, chaque fois que j'arrivais au milieu d'un accès, et que je trouvais la malade dans une position fatigante, je la soulevais soit par les pieds soit par les épaules, pour la replacer convenablement dans son lit. Ce contact, forcément prolongé, la faisait souffrir considérablement dans les premiers temps ; puis, il me sembla que la sensation devenait chaque jour moins désagréable ; bientôt, enfin, je reconnus qu'elle supportait ma main, lorsque je persistais énergiquement et malgré ses cris, à la laisser sur la sienne.

Dès que je pus toucher la malade, sans déterminer aucun mouvement de répulsion, il me fut aisé de constater qu'elle était en état de catalepsie.

Je plaçai les bras, les jambes, la tête et le tronc dans les attitudes les plus anormales et dans les conditions de l'équilibre le plus difficile à maintenir ; le corps conserva, pour ainsi dire indéfiniment, la dernière position déterminée. En un mot, il me fut possible de faire passer chaque membre et même chaque muscle par tous les degrés intermédiaires, depuis l'extension la plus prononcée jusqu'à la contraction la plus énergique.

La précision du diagnostic, en confirmant mon opinion sur la nature éminemment nerveuse de la maladie soumise à mon observation, n'ajoutait rien à mes ressources thérapeutiques, et je déplorais amèrement l'impuissance de l'art qui me forçait d'assister tous les soirs, dans l'inertie la plus absolue, à un spectacle si douloureux.

Je dois dire néanmoins que la certitude d'avoir sous les yeux une affection exclusivement nerveuse, ne fut pas sans influence sur la détermination que je pris, de supprimer

6

l'administration de toute espèce de médicament interne, et de me borner à une alimentation tonique.

C'est à peu près vers cette époque, ainsi que je l'ai dit précédemment, que je fus assez heureux pour trouver le moyen de soulager la malade pendant ses attaques.

Voici dans quelles circonstances je fis cette précieuse découverte.

Un soir, pendant que madame D... était sans connaissance, je tenais sa main gauche dans la mienne, et je faisais avec ma main droite de légères frictions le long du bras, dans l'espoir incertain d'apporter quelque soulagement à ses souffrances : tout à coup, je sentis sa main s'entr'ouvrir et ses doigts s'allonger par un mouvement lent et régulier. Sans me rendre un compte bien exact de ce phénomène, je redoublai les frictions, et, en quelques minutes, j'eus la satisfaction de rendre au bras une souplesse telle, qu'après avoir été soulevé, il retomba sur le lit comme un corps inerte.

Je crus d'abord que j'avais amené la fin de l'attaque, mais malheureusement il n'en était rien. La malade était toujours sans connaissance, et tous les muscles du corps, excepté ceux du bras gauche, étaient restés en état de contraction. Je m'empressai de faire des frictions analogues sur le bras droit, puis sur les jambes, sur le cou, sur le tronc, en un mot sur tous les muscles accessibles à la main, et j'obtins le relâchement le plus complet. Enfin, je touchai légèrement les paupières pour faire cesser la contraction des muscles orbiculaires, et la malade jusque là privée de sentiment, ouvrit les yeux et recouvra instantanément connaissance.

Un résultat si singulier, si complétement inattendu, me surprit étrangement, et, tout en me promettant de répéter l'expérience le lendemain, je comptais à peine, je l'avoue, sur la reproduction des mêmes phénomènes ; mais, sous ce rapport, mon incertitude fut de courte durée, car le lendemain et les jours suivants, j'obtins avec la plus grande facilité, d'une part le relâchement complet des muscles contractés, d'autre part, le retour de l'intelligence et du sentiment.

C'est là, j'ose le dire, un spectacle vraiment merveilleux : tous ceux que j'en ai rendus témoins, ont été fortement impressionnés, et, moi-même, quoique je sois aujourd'hui entièrement familiarisé avec ce phénomène, puisque je l'ai reproduit plus de mille fois en moins de trois ans, j'éprouve chaque fois encore une vive émotion.

Pour donner à ces faits toute l'authenticité désirable, et, en même temps dans le but de m'éclairer et de me diriger avec plus de sûreté dans l'étude de phénomènes si nouveaux pour moi, je priai quelques confrères et amis de vouloir bien venir visiter la malade pendant ses accès. Je citerai en particulier MM. *Soubeiran*, membre de l'Académie impériale de médecine et professeur à la Faculté de médecine; *Gratiolet*, D.-M., conservateur du cabinet d'anatomie comparée au Muséum; *Clos*, D.-M., professeur à la faculté des sciences de Toulouse; *Hollard*, D.-M., professeur à la faculté des sciences de Poitiers; *Lamouroux*, D.-M. ; *Sucquet*, D.-M., préparateur d'anatomie au musée de l'école de médecine; *Cerise*, D.-M., rédacteur des *Annales médico-psychologiques*; *Michéa*, D.-M., lauréat de l'Académie impériale de médecine ; *Louyet*, D.-M.; *Maillard*, élève des hôpitaux de Paris.

Les expériences variées auxquelles je me suis livré, dans le but d'étudier les phénomènes physiologiques et psychologiques dont je viens de parler, m'ont conduit à des résultats intéressants que je dois consigner ici.

En général, ce n'est qu'après avoir opéré le relâchement des autres muscles du corps que je touche les paupières, pour faire recouvrer connaissance à la malade, et mettre fin à l'accès; mais je puis également relâcher les muscles orbiculaires des paupières, sans faire cesser les contractions des autres muscles. En un mot, je puis restituer à la malade la plénitude de son intelligence sans lui rendre la liberté de ses mouvements; résultat bizarre et réellement extraordinaire, qui permet à madame D.... d'être témoin de sa propre attaque de catalepsie. Chez la plupart des malades, la perte de connaissance survient en même temps que l'immobilité générale se manifeste ; chez madame D..., au contraire, les contractions musculaires se développent successivement, précèdent toujours la perte du sentiment, et persistent quelquefois, même après que j'ai fait recouvrer connaissance à la malade.

Tous ces faits démontrent évidemment que le principe, quel qu'il soit, qui produit la contraction musculaire, est indépendant de celui qui préside aux fonctions sensoriales et intellectuelles : en voici quelques-uns qui prouvent l'indépendance du principe de la contraction musculaire dans chaque système d'organe, tels que la jambe, le pied, le bras ou la main, et même dans chaque muscle en particulier.

J'ai dit que je pouvais opérer le relâchement partiel d'un membre, tous les autres muscles du corps restant contractés. Ce que j'ai fait le premier jour pour le bras gauche, j'ai pu le faire les jours suivants pour le bras droit seul ou pour une des jambes. Je puis également détruire la contraction de l'avant-bras, en maintenant celle du bras ; mettre la main dans le relâchement, sans détruire la roideur du coude ; enfin, rendre à un seul doigt de la main toute sa souplesse, les autres restant fortement contractés.

Il en est de même pour les subdivisions du membre inférieur. Ainsi, en frictionnant la plante du pied, je fais disparaître la contraction des muscles fléchisseurs ; mais en ce cas, les extenseurs l'emportent et relèvent fortement les doigts, notamment le gros orteil, et il faut frictionner la face dorsale du pied, pour rétablir l'équilibre normal des muscles antagonistes. Pendant ces diverses opérations, l'articulation tibio-tarsienne reste roide, et on ne peut lui rendre son jeu naturel que par des frictions spéciales sur les muscles qui l'entourent. Le même résultat a lieu pour l'articulation du genou.

En observant ce qui se passe à l'égard de l'extenseur propre du gros orteil, du pectiné, du sterno-mastoïdien, du grand pectoral et de quelques autres muscles, dont la contraction plus tenace persiste souvent lorsque les muscles voisins sont relâchés, je suis resté convaincu que, s'il était possible de frictionner isolément chaque muscle du corps, on en ferait cesser la contraction sans modifier celle des autres muscles.

Au reste, ces faits se trouvent entièrement d'accord avec les résultats obtenus par M. Duchenne (de Boulogne), qui a prouvé (1) de son côté une proposition inverse à la mienne, à savoir, la possibilité de produire la contraction isolée de chaque muscle.

L'expérience m'a démontré que des frictions faites dans le creux de l'aisselle, derrière le tendon du grand pectoral et près de la tête de l'humérus, suffisent pour amener en quelques minutes le relâchement du bras tout entier. On obtient un résultat semblable pour le membre inférieur, en frictionnant la partie supérieure de la cuisse, entre les muscles pectiné et couturier.

Lorsque je laisse la main immobile sur un point quelconque du ventre, notamment au creux de l'estomac et dans la région de l'utérus, je provoque une vive douleur ; sur tous les autres points du corps, la main peut rester appliquée, sans produire aucune sensation pénible. Au contraire, les frictions ordinaires faites dans le but de combattre la contraction des muscles, sont réellement douloureuses. Je dois ajouter ici que les frictions longitudinales opérées de haut en bas et dans la direction des fibres musculaires m'ont toujours paru les plus efficaces.

Il me reste maintenant à dire quels sont les moyens thérapeutiques par lesquels j'ai combattu la maladie de madame D...

Ainsi que je l'ai rapporté précédemment, les médicaments antispasmodiques et antipériodiques avaient complétement échoué, et je me voyais réduit à supprimer toute médication active,

____

(1) Voyez son ouvrage : *De l'électrisation localisée et de ses applications*, Paris, 1855.

pour me borner à surveiller le régime et l'alimentation de la malade, lorsque j'eus la satisfaction de reconnaître qu'à l'aide de frictions sèches faites sur le trajet des muscles, je faisais cesser l'accès cataleptique.

Dès que je me vis en possession du double moyen d'anéantir la contraction musculaire et de rendre à la malade la plénitude de son intelligence, je crus qu'il me serait facile de rompre la périodicité des attaques, mais voici ce qui arriva.

A l'époque où les accès étaient abandonnés à eux-mêmes, ils étaient d'une régularité désespérante ; la malade perdait connaissance à sept heures précises et se réveillait ordinairement de dix heures à minuit, mais elle ne recouvrait entièrement la liberté de ses mouvements qu'à l'approche du jour. Aussitôt qu'elle avait perdu connaissance, c'est-à-dire vers sept heures un quart, j'opérais le relâchement des muscles par les frictions ordinaires sur toute la surface du corps, et lorsque je la voyais suffisamment calme, ce qui avait lieu en général vers huit heures, je touchais les paupières pour lui faire recouvrer le sentiment. Elle restait assez tranquille pendant une heure ou deux ; mais bientôt les douleurs épigastriques reparaissaient, soit par la prédominance de la cause qui les produisait naturellement, soit par l'influence des bruits extérieurs qui retentissaient si violemment au creux de l'estomac, et les contractions musculaires se succédant avec leur régularité habituelle ne tardaient pas à provoquer une nouvelle perte de connaissance. En un mot, au lieu d'un accès, la malade en avait deux chaque soir ; mais évidemment les deux réunis étaient moins forts que l'accès unique qu'elle avait précédemment.

L'idée me vint alors d'essayer de retarder l'heure du premier accès pour le rapprocher du second. J'allai chez madame D... un peu avant sept heures et je tentai de combattre la roideur musculaire, afin de reculer l'heure de la perte de connaissance. Je réussis assez mal dans les premiers temps, car, malgré tous mes efforts, la malade s'évanouissait sous mes yeux à sept heures précises; mais peu à peu je parvins à reculer l'accès, d'un quart d'heure d'abord, ensuite d'une demi-heure, puis je le repoussai jusqu'à huit heures, plus tard jusqu'à neuf heures, et il ne tarda pas à se confondre avec le second. A partir de ce moment, la malade n'eut plus qu'un seul accès vers dix ou onze heures du soir. En continuant les jours suivants la même action, je remarquai que les accès diminuaient d'intensité et même de durée. Un jour, enfin, je fus assez heureux pour supprimer complétement l'accès, mais il reparut les jours suivants. Plus tard je supprimai deux accès consécutifs, puis trois, puis quatre accès; mais diverses circonstances vinrent entraver cette amélioration et retarder le succès qu'en définitive cependant j'ai eu la satisfaction d'obtenir.

Une cause morale, dont l'appréciation m'est interdite ici, est venue contrarier mes tentatives d'abord fructueuses : cette influence supérieure que le médecin rencontre si souvent sur sa route, il n'est pas toujours en son pouvoir de l'écarter, et dans ces cas malheureux, il doit s'incliner, persévérer et attendre.

En outre, je dois dire qu'en 1853 et en 1854, l'assiduité et la ponctualité de mes longues visites à la malade, qui se prolongeaient quelquefois jusqu'à deux heures du matin, m'occasionnèrent une fatigue extrême. Ces veilles quotidiennes, auxquelles je m'étais assujetti pour ne pas perdre un seul jour d'observation, et en même temps dans la crainte de retarder la guérison de la malade, produisirent chez moi un épuisement nerveux considérable qui me força d'interrompre mes visites à plusieurs reprises pendant une ou deux semaines, et je vis chaque fois les accès se reproduire avec une énergie croissante.

Dès lors, je dus chercher à remplacer les frictions manuelles par des agents directs. Voici l'indication sommaire de ceux que j'ai employés avec le plus de succès.

La première modification que je fis subir à ma méthode consista à remplacer les frictions générales faites sur toute la surface du corps par des frictions partielles au creux de l'aisselle, pour produire le relâchement des muscles des bras, et à la région inguinale pour les membres inférieurs; mais j'étais toujours forcé de faire des frictions sur les autres parties du corps, notamment le long des muscles lombaires et autour du cou, dont la roideur était toujours très difficile à surmonter. Ma fatigue était à peine diminuée et cela m'engagea à chercher un moyen direct qui fût indépendant de mon action personnelle.

Après divers essais faits avec la belladone, je reconnus qu'à la dose de 1 ou 2 centigrammes en solution dans de l'eau distillée, cette substance facilitait singulièrement le relâchement musculaire; elle m'a été très utile pour retarder l'heure des accès, lorsque j'ai voulu rompre leur périodicité, et surtout pour faciliter la fusion des accès, lorsqu'il y en avait deux par jour. Mais, je dois le dire, l'emploi continu de la belladone, même à cette faible dose, ne tarda pas à produire sur le cerveau une action directe, caractérisée par une céphalalgie intense et des obscurcissements de la vue, accompagnés d'une dilatation immodérée de la pupille, symptômes qui persistaient pendant le jour, dans l'intervalle des accès. Je me vis donc forcé d'user de ce moyen avec une extrême prudence, et la suspension fréquente que je fus obligé d'en faire contribua certainement à retarder la guérison de la malade. Je vis, en effet, chaque fois que je renonçai à la belladone, les accès redoubler de longueur et d'intensité : je perdais en quelques jours le bénéfice que j'avais obtenu précédemment. Malgré ces inconvénients, inhérents à l'usage trop fréquent de la belladone, j'ai retiré les plus grands avantages de ce médicament.

Dans le courant de l'année 1853, je fis prendre pendant plusieurs mois à la malade, des douches descendantes à 25 ou 26 degrés, dirigées sur la tête, sur la colonne vertébrale et même sur le creux de l'estomac.

Ces douches administrées sous mes yeux dans la journée, eurent pour effet immédiat la production artificielle d'un accès de catalepsie qui vint s'ajouter à celui ou à ceux du soir; mais ces accès, d'abord intenses, avaient fini par devenir moins violents et fort courts; en outre, ceux du soir perdaient en même temps de leur intensité. Après chaque douche, la malade était transportée sur un lit et enveloppée dans des couvertures de laine, et là, j'attendais la fin de l'accès, ou plutôt le moment où je pourrais sans inconvénient faire cesser l'accès. Je dois dire, en effet, que, dans les premiers jours, à l'accès de catalepsie, succédait une sorte de délire, dont la durée était en général assez considérable, et plusieurs fois je me suis vu obligé, ne pouvant rester indéfiniment à l'établissement des bains, de faire transporter la malade dans une voiture et de la ramener à son domicile au milieu même de ce délire. J'ajoute que ce n'est pas sans de grandes difficultés que je parvenais avec l'aide de deux ou trois personnes, à la retirer de la voiture à cause de la roideur cataleptique des membres, qui alternait avec le délire, et il fallait la transporter à bras jusqu'à son domicile situé au quatrième étage.

Bientôt je m'aperçus que le délire survenait seulement lorsque je voulais faire cesser trop tôt l'état cataleptique; je me résignai à attendre et je ne tardai pas, après quelques tâtonnements, à reconnaître qu'en laissant reposer la malade pendant une demi-heure ou trois quarts d'heure, je pouvais l'éveiller ensuite sans avoir à craindre le retour du délire. Plus tard, au lieu d'une demi-heure, je n'eus à attendre que vingt-cinq minutes, puis vingt, et ainsi successivement jusqu'à ce qu'il me fut possible d'éveiller la malade, pour ainsi dire immédiatement après la douche. Cette médication énergique, continuée avec persévérance pendant plusieurs mois, avait puissamment contribué à améliorer la santé de madame D..., et je suis persuadé que si les circonstances m'avaient permis d'en prolonger l'usage, la guérison eût été plus prompte : malheureusement ce traitement était beaucoup trop coûteux pour la position de la malade ; à mon grand regret, je me vis forcé de le suspendre. J'eus recours alors à des compresses d'eau froide appliquées autour du cou et renouvelées à peu près toutes les dix minutes pendant une heure ; je vis avec satisfaction que ce moyen simple et d'une application facile suffisait pour combattre la roideur musculaire, qui, persistant après l'accès, en ramenait souvent un second, lorsque j'éveillais la malade sans opérer les frictions ordinaires. J'ai pu me convaincre par une série nombreuse d'expériences quotidiennes, de la puissance de ce moyen sédatif. En général, au bout de dix minutes, c'est-à-dire dès l'application de la seconde compresse, on voyait les muscles des extrémités se relâcher ; dix minutes après, c'est-à-dire à la troisième compresse, les jambes et les bras, un peu plus tard et successivement les autres muscles du corps, perdaient leur roideur cataleptique, jusqu'à ce qu'enfin le cou, qui était la partie la plus difficile à dégager, fût entièrement libre, ce qui n'arrivait guère qu'au bout d'une heure.

Cette méthode des compresses froides eut une influence remarquable sur la marche de la maladie : elle me permit en effet de diriger le traitement en diminuant considérablement mes fatigues personnelles. Je venais tous les soirs, à l'heure de l'accès, et je me contentais d'éveiller la malade, sans faire aucune friction : Mademoiselle D... appliquait elle-même les compresses, et la roideur disparaissait ensuite, sans que j'eusse besoin de rester, comme autrefois, des heures entières auprès de la malade.

C'est en combinant entre eux les divers moyens curatifs dont je viens de parler, frictions manuelles sur le trajet des muscles, belladone à l'intérieur, douches et compresses d'eau froide, que je suis parvenu d'abord à rompre la périodicité des accès de catalepsie de madame D..., puis à diminuer l'intensité et la durée des accès, enfin à les supprimer, du moins en partie ; et j'ai l'intime conviction qu'à l'aide de ces moyens continués avec persévérance pendant quelque temps encore, la malade sera un jour radicalement guérie.

Quoi qu'il en soit, aujourd'hui 28 février 1855, madame D... peut sortir et s'occuper de ses principales affaires. Les digestions, quoique difficiles encore, se font néanmoins beaucoup mieux qu'autrefois. Les accès ont perdu toute leur gravité : ils sont moins longs et plus faciles à dominer ; en outre, leur fréquence diminue graduellement, c'est-à-dire qu'au lieu d'être quotidiens, ils ne reviennent plus qu'à des intervalles éloignés. En un mot, il m'arrive fréquemment de supprimer un ou plusieurs accès consécutifs, et en tenant compte de la marche évidemment décroissante de la maladie, il est aisé d'en prévoir la terminaison complète dans un avenir prochain (1).

(1) Mes espérances se sont réalisées de la manière la plus heureuse. Le même traitement a été continué avec la plus active persévérance pendant l'année 1855 : les accès perdant à la fois de leur intensité, de leur durée et de leur fréquence, peuvent être considérés dès aujourd'hui (4 mai 1856), comme complétement dissipés. En effet, depuis le mois de février dernier, il n'y a eu que deux ou trois accès de courte durée, survenus d'ailleurs accidentellement, dans le courant du mois de mars, par un excès de fatigue musculaire, à la suite de marches imprudemment exagérées, madame D... ayant cru pouvoir reprendre complétement ses anciennes occupations. J'ajouterai que, depuis plusieurs mois, l'écoulement périodique est devenu très irrégulier, et paraît vouloir cesser prochainement. Enfin, le sommeil naturel a augmenté depuis que les accès ont cessé : il est maintenant d'au moins quatre ou cinq heures, tandis que madame D... dormait à peine une heure chaque nuit, après son accès de catalepsie.

J'ajouterai encore aujourd'hui (4 juin 1856), que madame D... a quitté Paris dans le courant du mois de mai. Elle m'a écrit tout récemment pour me demander quelques derniers conseils sur son régime : sa lettre, qui témoigne d'ailleurs de la reconnaissance la mieux sentie, m'apprend que les accès n'ont pas reparu. Il est donc permis d'affirmer que madame D... est maintenant guérie radicalement de sa catalepsie.

CHAPITRE I.

Définition. — Synonymie. — Étymologie.

Définition. — La catalepsie est une névrose intermittente, sans modi-fication notable dans les fonctions de la respiration et de la circula-tion, dont le siége précis est inconnu mais correspond à une perturba-tion dans les parties du cerveau ou de l'axe cérébro-spinal, qui président soit aux fonctions des sens et de l'intelligence, soit aux mouvements volontaires; perturbation encore mal définie, en ce qui concerne les sens et l'intelligence, mais essentiellement caractérisée par l'impossi-bilité où est le malade de modifier lui-même l'attitude qui résulte, à un moment quelconque, de la contraction ou de l'extension des divers muscles de la vie animale, tandis qu'une personne étrangère peut mo-difier à son gré cette attitude, en faisant passer successivement ces mêmes muscles par tous les degrés intermédiaires entre les limites ex-trêmes de contraction et d'extension.

Cette courte description de la catalepsie peut être résumée dans les termes suivants :

La catalepsie est une névrose intermittente, sans modification notable dans les fonctions de la respiration et de la circulation, avec une pertur-bation spéciale de toutes les fonctions de relation, essentiellement caracté-risée par l'impossibilité où est le malade d'étendre ou de contracter volontairement les muscles de la vie animale, tandis qu'une personne étrangère peut à son gré faire passer successivement ces mêmes muscles par tous les degrés intermédiaires entre les limites extrêmes de contrac-tion et d'extension.

Dans cette définition, je me suis moins préoccupé, je l'avoue, de la concision que de l'exactitude des termes : toutefois, on pourrait encore la réduire à ses éléments essentiels, et dire simplement :

La catalepsie est une névrose intermittente, essentiellement caractérisée par l'impossibilité où est le malade de changer volontairement d'attitude, tandis qu'une personne étrangère peut à son gré faire passer successive-ment tous les muscles de la vie animale par tous les degrés intermédiaires entre les limites extrêmes de contraction et d'extension.

Tant qu'on ne connaîtra pas d'une manière certaine quelle est la partie du cerveau ou de l'axe cérébro-spinal qui préside aux mouve-

ments volontaires, il faut renoncer à donner de la catalepsie une définition plus précise.

L'étude des modifications successives que la définition de cette maladie a subies depuis les temps anciens jusqu'à nos jours, serait certainement fort intéressante, et nous retrouverions à coup sûr dans ces
aperçus historiques, la trace des théories dominantes de chaque époque
médicale ; mais cette revue rétrospective serait sans avantage réel pour
la science. Les travaux critiques de ce genre ont d'ailleurs plus d'un
inconvénient, et pour ma part, je crois devoir m'en abstenir complétement.

Je me bornerai à justifier par quelques réflexions la définition que
j'ai adoptée comme représentant à mes yeux l'état actuel de nos connaissances relativement à la catalepsie.

Ainsi qu'on le verra plus loin, il existe de nombreuses lacunes dans
l'histoire particulière des divers phénomènes que présente cette maladie.

Les recherches d'anatomie pathologique ne nous ont rien appris
jusqu'à ce jour relativement au siége de la catalepsie : tout ce qu'il est
permis de conclure de l'étude générale des symptômes, c'est que ce
siége réside dans le système cérébro-spinal. Il me semble qu'il serait
imprudent de chercher à le préciser davantage, car, outre que cette
affection présente simultanément des phénomènes musculaires, sensoriaux et intellectuels, dont l'étude est loin de pouvoir être considérée
comme complète, tout le monde sait que la physiologie générale n'a pas
encore dit son dernier mot sur les localisations spéciales de ces trois
ordres de fonctions.

C'est donc principalement dans l'étude des symptômes que nous
devons rechercher les éléments de notre définition. La constance de
l'apyrexie et les phénomènes généraux qui dépendent du système nerveux, fixent la catalepsie dans la classe des névroses. Sa marche, toujours intermittente, est trop importante au point de vue du diagnostic
différentiel, pour qu'il soit permis d'omettre ce caractère dans la définition.

Enfin, le contraste singulier qui existe entre l'impuissance du malade
à mouvoir ses propres membres et la facilité avec laquelle au contraire
le médecin modifie à son gré les mouvements musculaires, constitue un
signe véritablement pathognomonique, car il n'appartient qu'à la cata-

lepsie; et comme ce signe suppose évidemment une lésion toute spéciale des centres nerveux (quoique cette lésion nous soit totalement inconnue dans sa nature), il fournirait à lui seul la meilleure définition de la catalepsie, s'il était possible de l'exprimer autrement que par une longue périphrase.

Dans tous les cas de catalepsie, sans exception, il y a suspension de la voix et de la parole, tant que le malade reste livré à lui-même. Je n'ai pas cru devoir parler de ce symptôme dans ma définition, parce qu'il m'a paru implicitement renfermé dans l'immobilité générale du système musculaire. Toutes les fois qu'il s'agit de cataleptiques répondant à des questions pendant leurs accès, il y a complication de somnambulisme, et sous ce rapport, je n'ai pas à m'en occuper ici.

Plusieurs auteurs ont considéré l'insensibilité comme un caractère constant dans la catalepsie : c'est une erreur. Il est vrai qu'en général il y a une sorte d'anéantissement, du moins apparent, de la sensibilité, mais dans certains cas, il y a au contraire exaltation. Ce caractère doit donc être exclu de la définition. Tout ce qu'on peut dire, c'est qu'il y a *perturbation* des fonctions sensitives : le vague de cette expression représente exactement l'état actuel de nos connaissances sur ce point, et il doit être également appliqué aux modifications éprouvées par les fonctions sensoriales et intellectuelles. Des études ultérieures faites au point de vue psychologique pourront seules nous aider à débrouiller le chaos dans lequel se trouve à cet égard la science moderne. En ce qui concerne l'intelligence, par exemple, nous ne pouvons, quant à présent, constater rien de précis : ce que nous savons de plus positif, c'est que dans certains cas il y a perte absolue de mémoire, et d'autres fois, souvenir plus ou moins net de ce qui s'est passé pendant l'accès.

Synonymie. — Étymologie. — κατάληψις, *catalepsis, catalepsie, catalepsy, catalessia,* etc. (Asclépiade, Niceratus, Cælius Aurelianus, etc., et la plupart des auteurs modernes, français, allemands, etc...). Ce mot est dérivé du verbe καταλαμβάνειν, qui signifie *surprendre, saisir,* etc., et qui vient lui-même de κατὰ, *entièrement, tout à fait,* et de λαμβάνειν, *prendre, envahir.* Cette étymologie rappelle l'espèce de saisissement qui s'empare des malades et cause leur immobilité.

Le nom de *catalepsie,* généralement adopté aujourd'hui pour désigner la maladie qui nous occupe, a été introduit dans la science, un siècle environ avant l'ère chrétienne ; mais soit avant, soit après cette époque, on a employé pour faire connaître cette affection, une foule d'autres expressions, dont l'ensemble constitue aujourd'hui une synonymie des plus compliquées. En voici l'indication sommaire, disposée dans un ordre chronologique.

Κάτοχος, κατοχή, *catochus*, etc... (Hippocrate, Dioclès, Philippe de Césarée, Arétée, Galien, Aëtius, etc...)

Ce mot vient de κατέχειν, qui signifie *retenir*, les malades étant retenus dans la position qu'ils occupent au moment où la maladie les saisit, ou dans celle qu'on leur fait prendre plus tard.

Ἀφωνία (Hippocrate, Dioclès, etc.), de α privatif et de φωνή, *voix* ou *son*, parce que le malade est sans voix ou sans parole.

Κωματώδη (Praxagoras). Ce mot, sans doute défiguré par quelque copiste, et qu'il faudrait peut-être écrire κωματαύδη, vient de κῶμα, *assoupissement*, et probablement de αὐδή, *voix* ou *parole :* on le trouve dans Galien et dans Cælius Aurelianus. Ce dernier auteur l'attribue à Praxagoras.

Ἀναυδία (Antigène, Paullinus). De α privatif, ν euphonique, αὐδή, *voix* et *parole.*

Prehensio, adprehensio, detentio, oppressio, etc..... (Cælius Aurelianus, etc...) Tous ces mots représentant des idées analogues, ne sont, pour ainsi dire, que la traduction latine des expressions grecques, κατοχός, κατάληψις, dont je viens d'indiquer l'étymologie.

Vigilans-sopor, soporis-detentio, coma-vigil (Paul d'Égine, Mangoldt, etc.). Ces mots signifient assoupissement mêlé de veille ou veille mêlée d'assoupissement.

Congelatio (Bernard de Gordon et la plupart des auteurs du moyen âge). Ce mot représente un phénomène physique ou même, si l'on veut, une maladie qui n'a qu'un rapport apparent avec la catalepsie.

Catalepsis epileptica (Élock).

Affection hystérique essentielle (Petetin, Mém. 1787).

Catalepsie hystérique (Petetin, Electr. anim. 1808).

Hystérie cataleptique (Lieutaud, Georget, etc.).

Apoplexie cataleptique (Cullen).

Toutes ces expressions s'expliquent d'elles-mêmes, et il est inutile d'entrer à cet égard dans aucun détail étymologique.

Je crois devoir passer sous silence une foule d'autres dénominations, qui ne sont applicables qu'à un petit nombre de cas, quelquefois même à un seul. Telles sont les suivantes, *catalepsis verminosa, catalepsis melancholica, catalepsis delirans,* etc., empruntées à la nosologie méthodique de Sauvages, essai malheureux de classification systématique, dans lequel on a peine à reconnaître l'illustre professeur de Montpellier, qui fut le correspondant et l'ami de Linné.

Je dirai néanmoins quelques mots de deux expressions grecques employées par Aristote, au dire de Scaliger, pour désigner les cataleptiques : « *Ab Aristotele hoc affectu laborantes* Ἐνθουσιαζομένους *atque etiam* Νυμφολήπτους *dictos fuisse, Sennertus ex Jos. Scaligero refert* (1). »

Il m'a été impossible de retrouver ces deux mots dans Aristote , mais après avoir consulté le *Thesaurus linguæ græcæ* du savant Estienne, je suis porté à penser qu'il s'agit ici des devins et des sibylles.

Je terminerai ce chapitre en donnant les noms sous lesquels la catalepsie est désignée dans les principaux pays de l'Europe :

France : catalepsie. — *Angleterre :* catalepsy. — *Espagne :* catalepsis, catalepsia. — *Portugal :* catalepsia. — *Italie :* catalessia. — *Allemagne :* starrsucht, halbstarre. — *Belgique :* zingvang, ledenstyving. — *Danemarck :* stivsot. — *Suède :* styfsjuka, stelhet. — *Islande :* stiarfl, Rigr,

CHAPITRE II.

SYMPTÔMES.

Les symptômes sont des phénomènes étrangers à l'ordre physiologique naturel, qui servent à caractériser les maladies : ils sont toujours le résultat d'une modification plus ou moins profonde dans les fonctions normales de l'économie. La méthode la plus rationnelle pour l'étude des symptômes consiste donc à suivre l'ordre physiologique des fonctions.

Je commencerai par les symptômes qui résultent du trouble des fonctions de relation : je passerai ensuite aux fonctions de nutrition.

ART. Ier. — *Fonctions de relation.*

Elles comprennent les subdivisions suivantes : *Sensations, Intelligence, Mouvements, Voix et Parole.*

(1) Merkel, *De catalepsie,* p. 64, Erlangæ, 1814.

§ I. — *Sensations*. — Je parlerai d'abord des sensations qui correspondent aux cinq sens reconnus de tout temps : puis je dirai quelques mots des autres sensations admises par certains physiologistes modernes.

Sens en général. — En parcourant les diverses observations de catalepsie, publiées avant la fin du dernier siècle, on voit que la plupart des auteurs signalent l'absence de toute sensation chez les malades, mais en général ils n'établissent aucune distinction entre les divers sens : ils emploient même à cet égard des expressions d'une brièveté qui ne permet de tirer aucun parti de leurs observations. Ce laconisme exagéré dénote de leur part l'oubli complet du précepte renfermé dans cette pensée d'Horace : *brevis esse laboro: obscurus fio*. Que conclure, en effet, d'expressions telles que celles-ci : *absque sensu... insensibilis... sensibus omnibus consopitis...* etc. ? Ce sont là des assertions vagues, uniquement fondées sur les apparences : c'est l'opinion personnelle de l'auteur, voilà tout. Quant à la preuve expérimentale, elle manque presque toujours. Certains auteurs cependant rapportent les tentatives qu'ils ont faites pour constater l'abolition des sens, et en effet, on a vu quelquefois l'immobilité la plus complète persister malgré de vives excitations portées sur les divers organes des sens. J'en donnerai plusieurs exemples dans la suite.

Il est donc vrai que dans un très grand nombre de cas, la suspension des fonctions sensoriales est signalée par les observateurs ; mais le fait est-il suffisamment démontré par les expériences de quelques-uns ? C'est ce que je vais examiner à un point de vue général, avant de passer à l'analyse spéciale des diverses sensations.

Le caractère constant de la catalepsie étant la rigidité musculaire et l'impossibilité absolue où est le malade de modifier, par un mouvement volontaire, l'attitude qu'on lui fait prendre, est-il étonnant que l'impression éprouvée par les organes des sens ne se manifeste point au dehors ? N'est-il pas possible que la rigidité inhérente à la catalepsie s'oppose à la manifestation des sensations perçues, puisqu'elle résiste même à l'excitation des agents employés pour la combattre ? Que prouve alors la persistance de cette immobilité ? Rien évidemment en faveur de l'abolition ou de la suspension des fonctions sensoriales. C'est là tout simplement une expérience négative, qui ne prouve ni pour ni contre, et qui doit faire suspendre tout jugement. Cela est d'autant plus indispen-

sable que, dans un certain nombre de cas, des expérimentateurs plus
heureux et peut-être plus attentifs ont obtenu un résultat opposé. Je
pourrais citer ici de nombreux exemples et placer ainsi, à côté des expériences négatives dont je viens de parler, les faits positifs qui prouvent
que l'état normal des sens persiste quelquefois ; mais je ne veux pas
entrer dans des considérations trop spéciales, pour ne pas empiéter sur
ce que j'aurai à dire bientôt, à l'occasion de chaque sens en particulier.

Je ne puis m'empêcher cependant de rappeler d'une manière générale que C. Aurelianus, après avoir parfaitement indiqué les symptômes essentiels de la catalepsie, prouve que dans certaines circonstances, les cataleptiques jouissent de la faculté de voir, d'entendre, de
sentir, de goûter et de toucher.

L'opinion de cet illustre représentant de l'école méthodiste a d'autant
plus de valeur qu'il avait sous les yeux les nombreux ouvrages des
anciens médecins grecs, qui sont perdus pour nous, et notamment les
traités spéciaux écrits sur la matière par Niceratus et par Philippe de
Césarée. Il est donc permis, ce me semble, de considérer C. Aurelianus
comme résumant l'opinion dominante de l'époque gréco-romaine.

Ce qui donne plus de poids encore à cette conjecture, c'est que Galien
lui-même distingue trois sortes de catalepsie, dans lesquelles on peut
entrevoir trois degrés divers d'activité des fonctions sensoriales ; et,
d'ailleurs, dans l'unique observation qu'il nous a transmise, il déclare
que le malade a vu et entendu ce qui se passait autour de lui pendant
l'accès.

Mais, dans ce fait raconté par Galien, il s'agit d'un autre ordre de
phénomènes, car c'est le malade lui-même qui déclare se souvenir des
gestes et paroles des personnes qui l'entouraient.

Nous verrons plus loin, qu'au réveil les cataleptiques ont perdu
presque toujours le souvenir de ce qui s'est passé pendant l'accès, et
c'est précisément cet oubli profond de leur état antérieur, qui cause
l'incertitude où nous sommes sur la persistance ou l'abolition des fonctions sensoriales pendant l'accès cataleptique. Toutefois, un assez grand
nombre de malades, par une sorte d'anomalie dont les conditions nous
sont inconnues, conservent au réveil, comme le disciple de Galien, une
notion plus ou moins complète de ce qui s'est passé autour d'eux. J'en

citerai ailleurs des exemples remarquables , ne voulant pas m'écarter ici des considérations purement générales.

On ne saurait, à mon avis, apporter trop de réserve dans la solution de questions aussi délicates, et je me contenterai de faire remarquer, à un point de vue général, qu'un fait positif étant toujours plus concluant qu'un fait négatif, il est *certain* que dans quelques cas de catalepsie, l'intégrité parfaite des sens est maintenue, tandis que le fait contraire est *incertain,* puisqu'il n'a jamais été démontré autrement que par l'immobilité absolue des malades. Or, je le répète, dans ces derniers cas, on peut toujours soutenir que la rigidité musculaire s'opposait à la manifestation des sensations perçues.

Toutefois, il ne faudrait pas conclure de ce qui précède, que je suis personnellement porté à nier la suspension des fonctions sensoriales pendant les accès de catalepsie. Je suis convaincu, au contraire, que cette suspension est réelle dans un grand nombre de cas; mais en l'absence d'une preuve positive, j'ai cru devoir formuler rigoureusement les conclusions qui découlent de l'observation et de l'expérience.

Je le répète donc, il résulte des faits connus , et j'ajouterai de mon expérience particulière, que dans la plupart des accès de catalepsie, l'abolition ou la suspension des fonctions sensoriales est apparente sinon réelle; mais que, dans un certain nombre de cas, par suite de circonstances favorables dont l'appréciation nous échappe, il y a persistance de l'état normal des sens.

Je fais d'ailleurs toutes réserves pour l'avenir, sur une question qui, comme beaucoup d'autres, me paraît insoluble dans l'état actuel de nos connaissances physiologiques.

Après ces considérations préliminaires, indispensables pour résumer l'ensemble des observations anciennes qui s'appliquent d'une manière générale aux cinq sens, j'aborde l'étude spéciale des symptômes propres à chaque genre de sensation.

Vue. — Dans les accès de catalepsie, les paupières sont tantôt écartées et immobiles, tantôt contractées et closes, c'est-à-dire que les yeux peuvent être ouverts ou fermés. Merkel dit que ces deux états sont aussi communs l'un que l'autre : je ne puis partager son avis, d'après le résumé des observations que j'ai compulsées. C'est là, du reste, une question de statistique peu importante. Je crois, comme l'indiquent certains auteurs, que les paupières restent écartées ou rapprochées, selon que les yeux sont ouverts ou fermés au moment de l'invasion de l'accès, et comme c'est presque toujours à l'état de la veille et pendant le jour que les cataleptiques sont surpris par la maladie, cette circonstance seule peut faire présumer, pour ainsi dire *a priori,* que les paupières sont plus souvent ouvertes que fermées.

Je ferai remarquer toutefois que ceci est vrai seulement dans le cas d'invasion brusque des attaques : nous verrons, en effet, plus tard, que dans quelques cas, rares il est vrai, où l'invasion de l'accès est lente, les paupières sont closes. Madame D..., dont j'ai rapporté l'histoire, m'en a présenté un exemple extrêmement remarquable.

Il est évident que l'occlusion absolue des paupières ne permet pas à la vision proprement dite, de s'opérer selon les conditions physiques et physiologiques ordinaires ; il ne peut y avoir, dans ces circonstances, qu'une perception plus ou moins vague de la différence qui existe entre la lumière et l'obscurité. Quant à la question de savoir si la vue peut s'exercer complétement à travers les paupières parfaitement fermées, en vertu de quelque loi physiologique inconnue, comme ce phénomène, auquel on a donné le nom de *vision à travers les corps opaques,* a été signalé plus particulièrement dans les cas de catalepsie compliquée de somnambulisme, ce n'est pas ici le lieu de s'en occuper.

La question se réduit pour nous à savoir si les cataleptiques dont les yeux sont ouverts, voient ou ne voient pas. La discussion générale qui précède me dispense d'insister longuement sur ce point : il ne me reste plus qu'à citer des exemples.

Le malade d'Aëtius (obs. 2) ne cligna point les paupières et ne remua point les yeux, malgré les cris aigus qu'on poussa autour de lui.

Ces expériences sur les malades furent répétées et variées plus tard par un grand nombre d'observateurs ; la plupart échouèrent comme Aëtius, mais néanmoins, dans quelques circonstances, le succès couronna les efforts des expérimentateurs, et peut-être est-il permis de présumer, d'après la brièveté des détails généralement consignés dans les observations, que quelques-uns d'entre eux ont manqué de persévérance.

Nous voyons, en effet, C. Aurelianus produire un tremblement convulsif des paupières « *palpebrant ægrotantes* », diriger à son gré le globe oculaire, et même entraîner l'œil tout à fait de côté « *toto obtutu converso* » (p. 90).

Mademoiselle Nivon (obs. 110) était dans un grand état de rigidité : cependant les muscles des paupières se contractaient, lorsqu'on approchait le doigt du globe de l'œil, et cet organe recevait l'impression de la lumière. Cela est incontestable, car dès que l'accès était passé, la malade ayant conservé la mémoire de ce qu'elle avait vu, en rendait un compte exact.

Isaac Parrish (obs. 124) a publié l'histoire curieuse du fils d'un sellier, dont les paupières écartées et immobiles pendant l'accès de catalepsie, se contractaient lentement, quand on plaçait devant ses yeux une chandelle allumée. Il clignait également, quand on approchait brusquement de ses yeux un objet quelconque, par exemple l'extrémité du doigt.

Parmi les malades qui, comme celui de Galien, ont déclaré après l'accès, n'avoir pas complétement perdu l'usage du sens de la vue, je citerai particulièrement le marchand observé par Plater (obs. 23), et mademoiselle Nivon dont je viens de parler (obs. 110).

De tous ces faits, il résulte : 1° que le sens de la vue paraît aboli dans la plupart des cas, sans que cependant cela soit rigoureusement démontré; 2° que dans un certain nombre de cas, il est certain que l'œil reste sensible à la lumière, et remplit toutes les fonctions qui lui sont propres.

Quant à la cause première de cette différence, elle nous est entièrement inconnue jusqu'à présent.

Ouïe. —Pour ne pas répéter sans cesse les mêmes raisonnements, je me bornerai à rappeler ici les faits qui prouvent que les cataleptiques jouissent, dans quelques circonstances, de la faculté d'entendre, et de même, dans les paragraphes suivants, je parlerai seulement des observations qui prouvent que les sens de l'odorat, du goût et du tact ne sont pas toujours entièrement abolis.

L'ami de Galien (obs. 1) entendait, mais d'une manière obscure.

La dame de Vesoul (obs. 58) déclara après l'accès, qu'elle avait entendu et même reconnu plusieurs personnes à la voix; et ce qu'il y a de plus singulier dans cette observation, c'est que la malade dit n'avoir rien vu ni même rien senti, quoiqu'on lui eût mis un réchaud allumé sous les pieds. L'ouïe seule avait donc persisté chez elle.

Mademoiselle Nivon (obs. 110) percevait les sons et racontait ensuite fidèlement tout ce qu'elle avait entendu.

Le malade de Tulpius (obs. 25) resta roide et immobile jusqu'à ce qu'on eût crié à ses oreilles qu'on lui accorderait ce qu'il désirait. Il se leva alors de son siége et revint à lui, comme s'il avait été tiré d'un profond sommeil.

Dans l'observation de Schilling (obs. 30), il s'agit, comme dans la précédente, d'un jeune amoureux devenu cataleptique, parce qu'on lui avait refusé en mariage une jeune fille qu'il aimait. Sa mère effrayée tente divers moyens pour l'exciter et le tirer de cet état, mais en vain : elle se décide alors à lui parler à haute voix «*alta tandem voce*», en lui disant d'espérer, qu'on exaucerait ses vœux et qu'on lui rendrait son amie «*et cupitam habiturum amicam.* » Le jeune homme pousse à l'instant même une exclamation et recouvre entièrement connaissance.

M. Arthur D... entendait aussi, car il exécutait les ordres qu'on lui donnait verbalement. Un jour on lui commanda de poser à terre la jambe droite qu'il tenait en l'air, et aussitôt il la laissa tomber. Dans un autre accès qu'il eut pendant le repas, il tenait de la main gauche une assiette, et de la main droite une cuiller élevée au niveau de la bouche : immobile comme une statue, il semblait avoir oublié de manger. Les personnes qui l'entouraient s'amusèrent de cette position et l'y laissèrent assez longtemps ; mais sur la simple observation qu'il n'avait pas encore dîné, il avala ce qui était dans sa cuiller et continua son repas, comme s'il ne l'avait pas interrompu (obs. 125).

Dionis nous a conservé, d'après Baron, médecin de Carcassonne, l'histoire singulière d'une fille du village de Conques (obs. 53), âgée de dix ans, et sujette à des accès de catalepsie extrêmement réguliers, qui commençaient à onze heures du soir et finissaient à onze heures du matin, dès que l'horloge sonnait le premier coup. Si l'on arrêtait celle-ci, il n'était pas possible de réveiller la malade, jusqu'au moment où l'horloge remise en mouvement sonnait onze heures ; et de plus, on était obligé de faire sonner toutes les heures intermédiaires qui avaient manqué durant la nuit. Lorsqu'on passait midi sans faire sonner l'horloge, la malade avait des palpitations de cœur, mais elle n'était pas plutôt éveillée que ces symptômes disparaissaient : toutefois les parents ne voulurent jamais consentir à prolonger le moment du réveil au delà de deux heures après midi.

Quelque bizarres que puissent paraître ces faits, ils ne sauraient être révoqués en doute, car l'auteur a varié ses expériences de mille façons, pendant les deux années qu'a duré cette maladie, et il en a rendu témoins un grand nombre de personnages distingués ainsi que plusieurs de ses confrères.

Je suis loin de considérer comme démontré que la fille de Conques entendait l'horloge et se rendait compte de cette perception sensoriale, comme si elle avait été en état de veille et qu'elle eût joui de la plénitude de ses facultés intellectuelles. Sans empiéter sur ce que j'aurai à dire plus tard au sujet de l'intelligence, et en me renfermant dans la limite tracée par l'étude des organes sensoriaux, je crois pouvoir dire ici que les faits précédents ne prouvent pas, à mes yeux, d'une manière absolument certaine, que la fille de Conques *entendait :* cela est possible, probable même, si l'on veut, mais cela n'est pas démontré. Il y a bien là évidemment un fait qui appartient à l'étude de l'ouïe, mais rien ne prouve que la malade entendait réellement l'horloge. Cette réserve paraîtra peut-être exagérée, mais je la maintiens comme étant conforme à la saine logique ; car on peut concevoir à la rigueur, que des vibrations sonores produisent un ébranlement nerveux, capable d'amener le réveil, sans qu'il soit nécessaire d'admettre la perception du son.

Lorsque le condisciple de Galien vient déclarer qu'il se souvient d'avoir entendu les paroles prononcées autour de lui, et qu'en effet il les répète ; lorsque mademoiselle Nivon fait une déclaration semblable ; lorsque les cataleptiques dont parle C. Aurelianus versent des larmes, et que sur leur physionomie se peignent à la fois le désir et l'impossibilité de répondre aux questions qu'on leur adresse, il est incontestable que ces malades jouissaient de l'intégrité du sens de l'ouïe. Il en est de même pour M. Arthur D...; mais le fait est moins démontré, quoique cependant il soit probable, en ce qui concerne le malade de Tulpius, celui de Schilling et la fille de Conques, chez lesquels il y avait oubli complet au réveil.

Tout ce que j'ai voulu dire, c'est qu'au delà du fait, la question me paraît entièrement insoluble.

Voici néanmoins quelques observations particulières, que j'ai eu occasion de faire pendant la longue maladie de madame D..., et qui pourront peut-être aider un jour à éclaircir la question de l'ouïe chez les cataleptiques. J'ai dit que, pendant les accès, la malade s'agite au moindre bruit et que si ce bruit se prolonge, les contractions musculaires deviennent plus énergiques. A l'état de veille, un peu avant et un peu après l'accès, souvent pendant tout l'intervalle qui sépare deux accès consécutifs, madame D... éprouve une impression extrêmement douloureuse, à l'occasion des bruits dont il s'agit, et rapporte cette sensation à l'estomac. L'analogie porte à penser qu'il en est de même pendant le sommeil cataleptique. En effet, c'est surtout au moment où la pendule de la chambre se fait entendre, que les contractions dont j'ai parlé se produisent. Dès que le premier coup sonne, la malade éprouve une sorte de secousse analogue à celle que produirait une décharge électrique : chaque coup de la sonnerie produit une nouvelle secousse et provoque un nouveau cri de la malade. En un mot, la même chose a lieu, que celle-ci soit éveillée ou qu'elle dorme du sommeil cataleptique : seulement, dans le premier cas elle rend compte de ses impressions, tandis que dans le second elle ne peut fournir aucun renseignement, car il y a oubli au réveil.

Odorat. — Arétée est le premier qui ait parlé du sens de l'odorat chez les cataleptiques, mais ce qu'il en dit est assez obscur : d'ailleurs il ne s'occupe qu'accidentellement de la catelepsie, dans le chapitre qu'il a consacré à l'hystérie (1).

Galien ne dit rien de particulier sur le sens de l'odorat, mais C. Aurelianus en parle avec détail. Si l'odeur est agréable, dit-il, les malades font des efforts d'inspiration pour en jouir « *frequenter adducentes spiritum hauriendœ exhalationis causa* » (p. 345) ; mais si elle est fétide, ils cherchent à l'éviter « *fugiunt putorem* » (p. 90).

Chez mademoiselle Nivon (obs. 110), la muqueuse nasale était très sensible à l'impression des odeurs.

L'odorat de Bousch (obs. 109) était affecté par l'action du gaz ammoniacal et de la poudre d'ellébore.

De La Métrie (obs. 57) raconte des choses singulières sur le sens de l'odorat chez Hélène Renault. Ici toute analyse est impossible, et je suis obligé de citer textuellement :

(1) *De caus. et sign. acut. morb.*, lib. II, cap. DE VULVÆ STRANGULATU.

« Quelque odeur spiritueuse un peu forte qu'on approchât de sa narine
» droite, elle se jetait du côté gauche ; si on l'approchait de l'autre
» narine, elle se retournait avec force du côté droit ; si l'on ôtait la
» main avec laquelle elle tenait fortement son nez, elle y portait l'autre
» main avec une vitesse incroyable ; si l'on ôtait encore celle-ci, la pre-
» mière qui était restée suspendue ne semblait l'être que pour défendre
» plus promptement cet organe, ennemi déclaré de toutes sortes d'odeurs
» fortes et principalement de l'esprit volatil de sel ammoniac, qu'elle
» sentait à plus de dix pieds de distance... Enfin, si l'on était armé d'une
» plume trempée dans cet esprit pour violenter son nez et la faire ainsi
» revenir, elle poussait des cris affreux. »

Chez madame D. j'ai observé également la persistance du sens de
l'odorat et son aptitude à distinguer les bonnes et les mauvaises odeurs.

Ainsi, je conclus pour le sens de l'odorat, comme pour les sens dont
j'ai déjà parlé, qu'il est tantôt maintenu et tantôt aboli, mais qu'il paraît
plus souvent aboli que maintenu.

Goût. — Peu d'auteurs parlent d'expériences faites à l'occasion de ce
sens. Je rappellerai néanmoins celles de C. Aurelianus qui sont parfaitement concluantes, car il plaçait les substances douces ou amères sur
le bord des lèvres et sur la langue elle-même. « *Dulcia atque amara ori
admota, labris vel linguæ illita sentiunt.* » (P. 345.)

J'ai répété ces épreuves sur madame D. avec le succès le plus complet, en employant du vinaigre ou des substances sucrées, amères, etc...

Chez mademoiselle Nivon (obs. 110) « la langue avait la faculté d'ap-
» précier le goût. »

Bousch (obs. 109) admettait les saveurs douces, telles que le vin
édulcoré, et repoussait les substances âcres, amères, fortes, telles que
l'ail, le quinquina, l'éther, etc...

On trouve des faits analogues dans plusieurs autres observations,
notamment dans celles où il est question, comme chez Bousch, de substances nutritives qu'on a fait avaler aux malades, mais comme la plupart de ces faits seront cités plus loin, je les mentionne uniquement
pour mémoire, afin de ne pas faire de trop fréquentes répétitions.

Les conclusions sont donc les mêmes pour le goût que pour l'odorat.

Tact et toucher. — Tout ce que je dirai ici s'appliquera plus spécialement au tact, c'est-à-dire à la sensation tactile *inattentive,* selon l'heu-

reuse expression de M. Gerdy : quant au toucher proprement dit, c'est-à-
dire à la sensation tactile *attentive*, il est impossible de rien préciser,
car à l'exception de mademoiselle Nivon (obs. 110) et de madame D.
(obs. 150), aucun malade n'a été soumis à des expériences comparatives
dans le but de savoir s'il éprouvait l'une ou l'autre de ces sensations tactiles.

Ainsi que nous l'avons indiqué précédemment, le tact paraît aboli
comme les autres sens. Il est certain du moins qu'un grand nombre de
malades ont subi des épreuves qui, dans l'état de veille, auraient
produit des impressions plus ou moins douloureuses. Je citerai quelques-uns des faits les plus remarquables, relatifs à ce point de pathologie.

Sachs (obs. 67) rapporte l'histoire d'une fille qui était tellement insensible, que ni les vésicatoires aux jambes, ni les lavements stimulants,
ni les esprits volatils, ni les frictions rudes ne parvinrent à la tirer de
son assoupissement.

L'insensibilité de Claude Chaudeson (obs. 80) fut à l'épreuve d'une
brûlure considérable que MM. les professeurs de médecine de Toulouse lui firent à un des gros orteils, avec une chandelle allumée,
brûlure qui produisit une plaie, dont la guérison fut très lente.

Baron dit de la fille de Conques (obs. 53) : «On la pinçait, on la brû-
» lait, on lui appliquait même des ventouses scarifiées, sans qu'elle
» sentît la moindre douleur. »

Angelina Formoni (obs. 119) fut soumise également à diverses épreuves:
on lui toucha la conjonctive, on lui arracha des poils de l'aisselle, etc...,
et elle ne donna aucun signe de sensibilité.

Au réveil, les malades sont très étonnés de ce qui leur est arrivé, et
le plus souvent ils ressentent la douleur des piqûres et des brûlures
qu'on leur a faites.

En considérant le grand nombre de cataleptiques qui ont pu supporter ainsi, sans témoigner la moindre sensibilité, des épreuves toujours difficiles et souvent cruelles, il faut en convenir, on ne saurait
admettre de la part des malades une simulation trop facilement invo-
quée par quelques auteurs. Ceux qui n'ont observé qu'un seul fait, et à
plus forte raison ceux qui n'en ont observé aucun, ont mille fois
raison de se tenir à cet égard dans une réserve prudente ; mais je le
répète, quand on compare entre elles les nombreuses observations que

possède la science, le doute est impossible. Une exception, si elle existe, ne saurait modifier en rien la conclusion générale.

Examinons maintenant les cas dans lesquels la sensibilité persiste.

Je rappellerai d'abord, mais uniquement pour mémoire, les expériences de C. Aurelianus, dont j'ai fait mention précédemment.

Le marchand dont parle Plater (obs. 23), se remuait dès qu'on le touchait « *ex contactu corpus movendo, se sensus minime amisisse declarabat.* » Il n'est pas sans intérêt de faire remarquer que ce malade ne se souvenait de rien à son réveil.

Le tact n'était nullement altéré chez mademoiselle Nivon (obs. 110) : « Seulement, dit l'auteur de l'observation, la main ne se pliait pas pour » s'accommoder à la forme des objets : elle appréciait les corps à la manière » du système cutané. » Ici au contraire, la malade se souvenait de tout, et elle en rendait le compte le plus exact.

L'acupuncture fut employée à plusieurs reprises chez Bousch (obs. 109), et il en résulta des signes évidents de sensibilité.

J'ai rapporté avec détail (obs. 150) les modifications singulières que madame D. a éprouvées dans la sensibilité tactile, pendant sa longue maladie. Je rappellerai ici en quelques mots que quand on applique la main, même avec la plus grande douceur, sur un point quelconque de la surface du corps, sur les bras, les jambes, le cou, la face et surtout au creux de l'estomac, la malade éprouve une sensation extrêmement douloureuse. Cette sorte d'hyperesthésie cesse ordinairement avec l'accès, mais elle se prolonge quelquefois plusieurs heures après, et la malade a pu s'en rendre compte parfaitement : c'est ainsi par exemple que quelques instants après son réveil, elle supporte difficilement les caresses de sa fille, pour laquelle elle a cependant la plus vive affection. Je rappellerai également qu'ayant persisté énergiquement à combattre cette répulsion de la malade, je parvins à la dominer, et madame D... finit par supporter aisément le contact de ma main, excepté cependant au creux de l'estomac sur lequel il ne m'a jamais été possible de laisser, une seule minute, l'extrémité de mon doigt, sans provoquer une vive oppression.

Parmi les médecins qui ont visité la malade à diverses époques, il en est un, M. Maillard, qui, en imitant ma persévérance, est parvenu en quelques semaines à obtenir le même résultat que moi, c'est-à-dire à pouvoir faire subir à la malade un contact prolongé, après avoir éprouvé primitivement les effets de répulsion dont j'ai parlé.

Ce n'est pas ici le lieu d'analyser les conséquences physiologiques qui découlent de ces diverses observations : j'ai voulu simplement constater un fait qui m'a semblé digne de remarque, et dont les variations apparentes dépendent probablement de quelque loi de l'organisation qui échappe encore aujourd'hui à notre sagacité.

En résumé, l'organe du tact est généralement modifié dans la catalepsie. Le plus souvent il y a, du moins en apparence, insensibilité complète ; mais, dans certaines circonstances, encore mal déterminées, la sensation tactile persiste comme à l'état de veille : quelquefois même il y a exagération ou exaltation de la sensibilité.

Sensations diverses. — Pour être aussi complet que possible, je dirai quelques mots des sens supplémentaires, admis par certains auteurs, et notamment par M. Gerdy, en dehors des cinq sens dont je viens de parler. On conçoit du reste que je sois obligé de recourir particulièrement à mon observation personnelle pour l'appréciation des modifications que peuvent éprouver les sens dont il s'agit, pendant les accès de catalepsie. On ne trouve, en effet, dans les divers auteurs que j'ai consultés, presque aucun renseignement sur ce point spécial de pathologie.

Tact général. — A différentes époques de la maladie de madame D..., je me suis vu obligé, pour combattre un délire violent qui était venu compliquer l'état cataleptique, de faire appliquer, pendant les accès mêmes, des sinapismes soit aux jambes, soit aux cuisses, des compresses d'eau froide ou d'eau glacée sur le front, sur le cou, au creux de l'estomac. A une autre période de la maladie, j'ai mis, également pendant les accès, des cataplasmes de farine de lin ou de poudre de belladone. Dans toutes ces circonstances et dans quelques autres, qui ont avec les premières la plus grande analogie, il m'a semblé que la malade éprouvait à peu près les mêmes sensations qu'elle aurait ressenties si elle avait été éveillée. Voici, du reste, une observation qui m'a paru digne d'être notée.

Au moment où l'accès finit, et dès que la malade a repris connaissance, elle recouvre en même temps la faculté du sens tactile général. Alors, si elle a encore des sinapismes aux jambes, elle me regarde étonnée, se plaignant d'une douleur vague, qu'elle ne peut définir et qu'elle ne sait à quoi rapporter, mais dont elle indique assez bien le siége.

Cette observation est remarquable surtout en ce que, dans cet état, la malade ayant perdu le souvenir de ce qu'on a pu faire pendant l'ac-·cès, ressent en effet ces notions vagues indéterminées sur « la forme, la » nature, les actions et les qualités des corps » avec lesquels on l'a touchée, notions qui caractérisent, selon M. Gerdy, les sensations tactiles générales.

Je n'ai pas eu occasion d'appliquer des vésicatoires, et par conséquent je n'ai pas été à même d'examiner s'il y a quelque modification dans le sens du tact général lorsque la peau est dénudée.

Chatouillement. — Les faits suivants montrent que la sensation du chatouillement, élevée au rang de sens spécial par quelques physiologistes, peut exister chez certains cataleptiques, mais à des degrés divers.

Chez Bousch (obs. 109), « le toucher n'était excité, surtout à la plante » des pieds et à la paume des mains, que par l'action des corps très » rudes. »

J'ai constaté à diverses reprises, chez madame D..., que le chatouillement à la plante des pieds, à l'orifice du nez, au bord des lèvres et sur les côtés de la poitrine, produisait les mêmes sensations que pendant l'état de veille. En outre, le chatouillement augmentait les contractions musculaires des autres parties du corps, et les ramenait même lorsqu'elles avaient disparu.

Dans un certain nombre d'observations rapportées par les auteurs, nous voyons qu'on a employé le chatouillement des narines pour essayer de ranimer les cataleptiques ; si ces tentatives n'ont pas toujours réussi, on peut néanmoins citer quelques cas dans lesquels il y a eu des mouvements qui démontrent la persistance du sens dont nous nous occupons en ce moment.

Une barbe de plume introduite dans les narines, produisit de légers mouvements convulsifs chez une malade qui ne s'éveilla point (obs. 92).

L'expérience fut négative chez le militaire dont parle M. Henry (obs. 91) ; on avait introduit l'un des coins du drap à l'ouverture antérieure des narines, mais le malade ne donna aucun signe de sensibilité.

§ II. — *Intelligence.* — Que devient l'intelligence chez les cataleptiques? Les fonctions intellectuelles sont-elles anéanties ou suspendues? Se maintiennent-elles, au contraire, en tout ou en partie dans leur état normal? Telles sont les diverses questions que nous aurions à examiner ici; mais, on le voit, il s'agit d'une étude à la fois physiologique et psychologique. Or, pour traiter ce sujet d'une manière à peu près complète, il faudrait passer successivement en revue toutes les facultés intellectuelles, soit primitives, soit secondaires, et par conséquent il serait indispensable de commencer par établir dans ces facultés mêmes, une classification dont nous serions probablement obligé de discuter les bases, car les physiologistes, pas plus que les psychologues ne sont parvenus à se mettre d'accord sur le nombre de ces facultés et sur leurs relations mutuelles.

Évidemment ce travail serait, sinon tout à fait étranger à mon sujet, au moins un peu en dehors du cadre restreint dans lequel je dois chercher à me renfermer. Je suis d'autant plus porté à limiter le plan que je dois suivre ici, que, les auteurs étant en général très sobres de détails au point de vue psychologique, l'observation des faits me ferait défaut à chaque instant : ce qui entraverait sans cesse mes conclusions.

Quant à l'étude spéciale que j'ai faite moi-même du sommeil cataleptique, elle ne peut trouver place dans ce mémoire, ainsi que je l'ai déjà fait pressentir, car cette étude ne saurait être faite d'une manière superficielle. Il me faudrait tout d'abord poser les bases de mon raisonnement, c'est-à-dire énoncer les faits nouveaux sur lesquels j'aurais besoin de m'appuyer, en discuter la valeur, en déduire les conséquences logiques. Or, je le répète, ces études m'entraîneraient à des développements qui seraient hors de proportion avec l'ensemble de mon travail, et me rejetteraient trop loin de la pathologie proprement dite. Je réserverai donc la question psychologique pour un mémoire ultérieur, me bornant à présenter ici quelques considérations spéciales, en rapport avec les faits connus, sans m'interdire toutefois d'une manière absolue le concours de mon observation personnelle.

Je suivrai dans cette étude succincte de la question, l'ordre le plus généralement admis pour la classification des facultés intellectuelles : 1 sensibilité; 2° mémoire; 3° jugement; 4° volonté.

1° *Sensibilité.*—La sensibilité consiste spécialement dans la perception des sensations. Si nous interrogeons à cet égard les faits de catalepsie, ils nous répondent absolument comme ils ont répondu pour les sens. Nous avons reconnu que, dans l'immense majorité des cas, les sensations sont nulles, du moins en apparence ; et que, dans certaines circonstances encore imparfaitement déterminées, les sens ou quelques-uns d'entre eux recouvrent leur exercice, soit complet, soit plus ou moins modifié. Or, pour constater ces derniers faits, nous avons justement dû nous appuyer sur la réalité des perceptions sensoriales. La démonstration de l'un de ces faits entraîne donc nécessairement la démonstration de l'autre.

Ainsi , par exemple, nous savons que certains cataleptiques touchés, secoués, pincés, brûlés, torturés de mille manières, et souvent hélas ! avec une brutalité que n'excuse pas la crainte d'être dupe d'une jonglerie, nous savons, dis-je, que certains cataleptiques conservent dans ces cruelles circonstances, toutes les apparences d'une insensibilité absolue. Quoique la démonstration de cette insensibilité laisse peut-être quelque chose à désirer pour être entièrement rigoureuse, il est vraiment impossible de ne pas l'admettre dans la majorité des cas. Ces faits n'ont-ils pas d'ailleurs leurs analogues dans la pathologie d'un grand nombre d'autres affections ?

Dans plusieurs circonstances, les malades qui en apparence étaient restés insensibles pendant leurs accès, déclarent avoir perçu diverses sensations : ceux-là jouissaient donc de l'intégrité de leurs fonctions sensitives. Tel est le condisciple de Galien (obs. 1).

D'autres qui se souviennent également des impressions qu'ils ont éprouvées, avaient donné en même temps, pendant la durée de l'accès, des preuves non équivoques de sensibilité, malgré leur immobilité absolue. Mademoiselle Nivon (obs. 110) était dans ce cas. Elle se souvenait de tout, une fois son accès passé ; elle éprouvait le sentiment de la douleur et « versait des larmes, sans pouvoir éviter la cause qui la » blessait. »

C. Aurelianus ne dit pas que les malades se souvenaient, mais la sécrétion des larmes, sur laquelle il revient à plusieurs reprises (p. 89, 90, 345), et quelques autres signes qu'il indique, témoignent incontestablement de la persistance de la sensibilité.

Madame D. a présenté pendant tout le cours de sa maladie une hypéresthésie remarquable, dont j'ai déjà parlé plusieurs fois, et sur laquelle je ne reviendrai pas ici. Je rappellerai seulement que le point central de cette excessive sensibilité était au creux de l'estomac, et que même à l'état de veille, c'est-à-dire dans l'intervalle des accès, je n'ai jamais pu toucher ce point du corps, sans provoquer immédiatement des contractions musculaires générales. Je suis même persuadé, quoique je n'aie jamais voulu pousser l'expérience jusque-là, qu'en persistant à appuyer ma main sur le creux de l'estomac, j'aurais provoqué un accès de catalepsie.

Le jeune J. H. (obs. 124) présenta une particularité remarquable, sous le rapport de la sensibilité. Vers le 10 janvier 1840, au début de la maladie, on observa une insensibilité partielle, dont on parvint cependant à le tirer après de longs efforts; mais les accès se succédant et se rapprochant de jour en jour, l'insensibilité alla de même en augmentant, et vers le 21 janvier, le malade était entièrement insensible.

2° *Mémoire.* — Le fait le plus saillant qui résulte, au point de vue des facultés intellectuelles, de l'ensemble des observations de catalepsie, publiées jusqu'à présent, c'est que l'immense majorité des malades perd au réveil le souvenir de ce qui s'est passé pendant l'accès. Le nombre de ceux qui se souviennent est comparativement très faible. J'ai déjà eu si souvent occasion de citer les faits relatifs aux malades qui se souviennent qu'il serait fastidieux de les répéter ici. J'ajouterai seulement que dans un petit nombre de circonstances où madame D. avait été vivement impressionnée, elle a conservé la mémoire de ce qui s'est passé autour d'elle, tandis qu'après tous les autres accès, elle a complétement perdu le souvenir de ses pensées et de ses actes, et oublié également les paroles et les actions des personnes qui l'entouraient.

Certains cataleptiques, outre qu'ils n'ont plus le souvenir de leurs actes et de leurs sensations, perdent encore, pour ainsi dire, la faculté d'apprécier le temps écoulé pendant l'accès : ils parlent et agissent au réveil, absolument comme si ce temps ne comptait pas dans leur propre existence. Petetin a vu, par exemple, une dame (obs. 97) qui fut interrompue au milieu d'une phrase par un accès subit de catalepsie, et qui acheva cette même phrase, trois heures après, dès qu'elle eut recouvré connaissance. Le jeune T..., de Toulouse (obs. 95) présenta un phénomène semblable. Enfin, dans ces derniers temps, un des médecins les plus distingués de la Sicile, **M. N.** Cervello a observé le même fait chez une jeune fille de seize ans, Ninfa Filiberto (obs. 142), et si l'exactitude de cette observation pouvait être mise en doute, j'ajouterais qu'elle m'a été confirmée par un témoin oculaire, **M.** Pantaleo, professeur d'accouchements à la Faculté de Palerme.

3° *Jugement.* — Il y a bien peu de faits connus qui puissent servir à éclairer la question de savoir si pendant les accès de catalepsie, ou du moins dans quelques circonstances, le jugement reste intact. Nous voyons néanmoins certains cataleptiques verser des larmes, lorsqu'on leur parle et qu'ils sentent l'impossibilité de répondre. Il y a là évidemment un acte de discernement qui implique jusqu'à un certain point l'intégrité plus ou moins parfaite du jugement. J'ai vu couler ces larmes fréquemment chez madame D., lorsque quelque cause morale avait agi sur elle dans la journée ou même pendant l'accès ; et je n'oublierai jamais le singulier mélange de surprise et d'émotion que j'éprouvai la première fois que je vis ces larmes sécrétées à mon insu pendant l'accès, s'échapper seulement au réveil de la malade, dès que j'eus fait cesser la contraction des paupières.

4° *Volonté.* — Cette faculté est-elle anéantie chez les cataleptiques, ou bien s'exerce-t-elle dans toute sa plénitude en quelques circonstances ? L'examen attentif des faits nous conduit ici aux mêmes conclusions que précédemment. En général, l'exercice de la volonté paraît suspendu, mais nous pouvons saisir, dans certains cas particuliers, la preuve que cette suspension n'est pas constante. Dans quelques circonstances, des malades ont obéi aux ordres qu'on leur donnait verbalement. Je ne connais pas d'observation plus remarquable sous ce rapport, que celle de M. Arthur D. (obs. 125). « On pouvait, dit M. Bourdin, en intimant au malade l'ordre » de se mouvoir, le forcer à des déplacements partiels ou généraux, et » par conséquent rompre la chaîne des phénomènes musculaires, faire » cesser l'accès et rendre le malade à son existence habituelle... Ce que » l'on raconte de la puissance de certains magiciens n'avait rien de plus » merveilleux. »

Dans ce cas, l'exercice de la volonté semblait seulement suspendu, absolument comme si l'attention du malade était absorbée par la contemplation ou la méditation, et que l'ordre donné le rappelât à lui. Mais en disant ceci, je ne prétends rien expliquer : j'ai voulu seulement constater un fait et en indiquer exactement les circonstances.

Madame D., comme le malade de M. Bourdin, obéit avec plus ou moins de facilité, selon les circonstances, aux ordres que je lui donne verbalement, ce qui établit entre ces deux faits une grande analogie.

Les cataleptiques de C. Aurelianus portaient sur leur physionomie le désir de répondre « *volentium respondere vultum œmulantes.* » Enfin, un grand nombre de malades, cités par différents auteurs, déclarent que pendant leurs accès ils auraient voulu agir, parler, remuer les membres, etc..., mais qu'ils ne le pouvaient pas. Ici, ce n'est pas la volonté qui fait défaut aux malades : ils s'en souviennent, ils le disent. C'est l'agent destiné à exécuter l'ordre qui n'obéit pas : quant à la volonté, elle est intacte.

§ III. — *Mouvements.* — Les mouvements sont de deux ordres : les uns intérieurs ou organiques sont involontaires; les autres extérieurs ou locomoteurs sont soumis à l'empire de la volonté. Les premiers dépendent des fonctions de nutrition, dont nous nous occuperons plus loin : nous ne parlerons ici que des mouvements de locomotion ou mouvements volontaires de la vie de relation.

La catalepsie présente, dans les mouvements musculaires, une modification qu'on ne retrouve dans aucune autre maladie et qui par conséquent la caractérise essentiellement. Voici en quoi consiste cette modification. Le cataleptique est roide, immobile, tant qu'il reste livré à lui-même, et qu'il ne reçoit aucune impulsion étrangère ; mais prenez son bras avec votre main, et essayez de le placer dans une position différente : vous le verrez suivre votre impulsion et se prêter docilement à tous les mouvements qu'il vous plaira de lui imposer. La même chose a lieu pour les deux bras, les jambes, la tête et même le tronc : vous pouvez à votre gré élever ou abaisser les bras, étendre ou fléchir les jambes et les cuisses, tourner la tête à droite ou à gauche, écarter ou rapprocher les mâchoires, incliner le corps dans tous les sens. En un mot, on peut faire passer chaque muscle de la vie animale par tous les degrés intermédiaires de contraction, depuis l'extrême flexion jusqu'aux dernières limites de l'extension.

Impossibilité de mouvement de la part du malade, et en même temps mouvement possible par l'action d'une main étrangère : tel est le fait capital qui résulte de l'ensemble des observations recueillies à diverses époques. Il y a toujours *impossibilité de mouvement de la part du malade*, car dans l'immense majorité des cas, celui-ci conserve l'immobilité la plus complète ; et si parfois on observe des mouvements partiels des bras, des jambes, de la tête ou du tronc, sous l'influence de l'excitation produite par les vésicatoires, les sinapismes, l'acupuncture, l'ammoniaque, etc., etc., ce sont des faits exceptionnels dont il est permis de ne pas tenir compte ici. Ces agents, en effet, sont des excitants étrangers au malade lui-même.

Examinons maintenant s'il y a toujours *mouvement possible par l'action d'une main étrangère*. Cette action est incontestable dans la plupart des cas. Passons aux exceptions signalées par quelques auteurs, et voyons si elles sont réelles ou simplement apparentes.

On éprouve quelquefois une grande difficulté à mouvoir telle ou telle partie du corps, les bras ou les jambes, un seul bras ou une seule jambe, le cou, les mâchoires, etc..., ce qui a fait admettre soit une complication de tétanos, soit des catalepsies partielles, dont la réalité me semble bien ébranlée, sinon détruite par les exemples suivants.

Parrish dit au sujet de son malade (obs. 124) : « Les extrémités infé-
» rieures étaient roides, mais *à l'aide de tentatives, continuées pendant*
» *une minute*, on arriva à vaincre la résistance des muscles et à fléchir
» d'abord la jambe sur la cuisse, ensuite la cuisse sur le bassin. » Et plus
loin, le même auteur ajoute : « La langue sortait de la bouche, et était
» fortement serrée entre les dents. On faisait cesser cet état en saisissant
» la mâchoire inférieure entre le pouce et les doigts, et en lui impri-
» mant de rapides mouvements, *pendant une minute ou deux ;* les muscles
» ne tardaient pas à se fatiguer, le spasme cessait, on faisait rentrer la
» langue et on rapprochait les mâchoires qui restaient ensuite dans leur
» nouvelle position. »

M. Favrot (obs. 132) dit également : « Si l'on imprime à la main, à
» l'avant-bras ou au membre supérieur tout entier, un mouvement, et
» qu'ensuite, *après l'avoir soutenu quelques secondes*, on l'abandonne
» à lui-même, il conserve cette position pendant un temps beaucoup plus
» long que ne le pourrait supporter une personne très robuste. » Il
résulte évidemment de là que tout d'abord le bras ne se soutenait pas,
quoique l'auteur ne le dise pas expressément.

M. Landry (obs. 147) a vu une femme, dont les membres soulevés retombaient comme un corps inerte, mais conservaient la position qu'on leur avait donnée, si on les maintenait « *même un instant très court.* »

Chez le postillon de Lunel (obs. 80), l'état cataleptique fut constaté avec facilité dans les bras, mais il n'en fut pas de même pour les jambes. Viale, qui observa ce malade avec un zèle et une persévérance bien dignes d'éloges, fit des expériences fort intéressantes pour prouver qu'en se plaçant dans certaines conditions déterminées, on pouvait produire aussi dans les jambes les mouvements cataleptiques. Plusieurs médecins et chirurgiens avaient soutenu que la catalepsie n'existait que dans les bras : Viale combattit énergiquement et l'on peut dire victorieusement cette assertion. « Je ne puis me rendre, dit-il, à des autorités si » respectables, parce qu'elles me semblent contredire des faits que je suis » sûr d'avoir bien vus. Je vais poursuivre le détail de mes expériences : » mes lecteurs jugeront si elles peuvent se concilier avec le sentiment » que je viens d'indiquer, ou si c'est pour n'avoir pas poussé leurs » expériences assez loin que ces messieurs l'ont embrassé. » Quant à ces expériences elles-mêmes, je regrette de ne pouvoir les rapporter ici avec détail, car elles sont très curieuses et surtout très concluantes : Viale dit les avoir répétées vingt fois avec succès, conjointement avec le docteur Baquié, en présence de plusieurs autres médecins.

Les faits précédents démontrent qu'il ne faut pas toujours se fier aux apparences pour prononcer qu'il n'y a pas catalepsie, et pour admettre soit la rigidité tétanique, soit l'inertie léthargique : ceci est surtout important dans les cas de mort apparente. On ne doit jamais perdre de vue que pour mettre en évidence l'état cataleptique, certains observateurs ont été obligés de soutenir les membres pendant une ou deux minutes, et qu'il peut se présenter des cas où il serait nécessaire d'attendre plus longtemps encore.

J'ai fait à cet égard chez madame D. (obs. 150), une observation qui me paraît digne d'intérêt, car elle peut servir à expliquer l'insuccès de quelques expérimentateurs pour produire le mouvement cataleptique dans certains membres. Si je veux provoquer brusquement la flexion ou l'extension d'un membre et par conséquent la contraction ou l'extension rapides des muscles, j'éprouve une résistance insurmontable et je produis en même temps chez la malade une vive douleur qui se trahit de plusieurs manières, mais notamment par ces cris étouffés dont j'ai déjà parlé plusieurs fois, et par une plus grande énergie des contractions musculaires : jamais au contraire je n'ai éprouvé la moindre difficulté à modifier l'attitude de la malade, lorsque j'ai fléchi lentement et doucement les articulations.

Tous les muscles de la vie de relation sont en général sous l'influence de l'état cataleptique ; il en est cependant quelques-uns chez lesquels cet état n'est pas constant. Ainsi Bousch (obs. 109), Claude Chaudeson (obs. 80), mademoiselle Nivon (obs. 110) et une foule d'autres cataleptiques présentent un mouvement rapide des paupières, une sorte de clignotement qui peut être passager ou durer pendant tout le temps de l'accès. « *Palpebrant ægrotantes*, » dit C. Aurelianus (p. 90). Van Swieten, au contraire, a observé un cas (obs. 65), dans lequel la rigidité des paupières était insurmontable, tandis que tous les autres muscles gardaient la position qu'on leur faisait prendre. Lordat (obs. 111), Calvi (obs. 119), Barth (obs. 120), Favrot (obs. 133), et un grand nombre d'autres observateurs ont vu les yeux convulsés dans diverses directions.

La femme du brasseur, citée par Borrichius (obs. 31), était privée de tout mouvement, excepté aux lèvres.

On a vu des malades qui jouissaient de la liberté de leurs mains seulement.

Bousch (obs. 109) offrit des alternatives fréquentes d'immobilité et de mouvement, à cause des excitants auxquels il fut soumis, et particulièrement de l'acupuncture, qu'on pratiqua chez lui un grand nombre de fois pendant les six mois que dura sa maladie.

Mademoiselle Amélie X... (obs. 133) nous offre un exemple des plus remarquables de mouvements alternativement suspendus et rétablis. Chez elle, comme chez Claude Chaudeson (obs. 80), chez Bousch (obs. 109), et chez plusieurs autres malades, les symptômes musculaires ne se sont dissipés que lentement et peu à peu. Le troisième jour de sa maladie, la contraction des membres thoraciques et des muscles du tronc cesse pendant près de deux heures, mais il lui est impossible de parler, à cause du trismus. Le quatrième jour, la roideur abandonne les muscles du tronc, et l'on peut soulever la malade sur son séant, mais les bras et les jambes restent cataleptiques. Le cinquième jour, il y a encore un peu de roideur dans les membres, mais ils ne conservent plus la position qu'on leur donne ; le trismus persiste, mais la malade peut répondre par des gestes de tête, les muscles du cou et du tronc étant libres ; on essaie de lui ouvrir la bouche, mais inutilement. Le sixième jour, la malade peut ouvrir la bouche, mais son émotion est telle que le trismus reparaît et persiste pendant le septième jour. Enfin, le huitième jour, la malade peut prononcer de temps en temps quelques paroles, et au bout d'une semaine toute trace de contraction musculaire a disparu.

Madame D... m'a présenté, comme mademoiselle Amélie, la disparition lente et successive des contractions musculaires dans diverses parties du corps, et chez toutes les deux également les phénomènes musculaires existaient, alors même que l'intelligence était revenue.

Je résumerai simplement ici les expériences que j'ai faites à ce sujet pendant la maladie de madame D..., et dont j'ai rapporté précédemment les détails (obs. 150), me bornant à donner en peu de mots le résultat curieux auquel je suis arrivé. Je crois avoir prouvé par ces expériences *la possibilité de produire la cessation de la contraction musculaire dans un membre et pour ainsi dire partiellement dans chaque muscle;* de même que M. Duchenne (de Boulogne) (1) a démontré *la possibilité de produire isolément la contraction d'un système musculaire quelconque, et même la contraction d'un muscle seul.* Au reste, ces deux propositions, quoique inverses l'une de l'autre, se confirment, au lieu de se détruire.

En interrogeant les faits particuliers de catalepsie racontés par les auteurs, on arrive à reconnaître que la rigidité porte exclusivement sur les muscles de la vie de relation, ceux de la vie organique étant exempts de cette rigidité. Cette observation est fort ancienne, car Galien lui-même avait reconnu et constaté la liberté complète de la respiration, et par conséquent l'absence de rigidité dans les muscles de la poitrine. Je ferai remarquer toutefois que, dans certaines circonstances, on a vu ces derniers muscles conserver une immobilité absolue. Tel est le cas des morts apparentes. On peut citer comme exemples, le religieux de Benard (obs. 59) et le jardinier de Montmorency (obs. 145).

Les auteurs anciens se contentaient généralement de signaler en quelques mots l'absence du mouvement : ils disaient *absque motu,*

____

(1) *De l'électrisation localisée et de son application à la physiologie, à la pathologie et à la thérapeutique.* Paris, 1855, p. 55 et suiv.

absolument comme ils disaient *absque sensu*. Plus tard, vinrent quelques détails et des comparaisons plus ou moins poétiques pour exprimer la rigidité des membres. En voici quelques exemples :

Fernel compare l'un de ses malades à un mort « *mortui ritu jacentem* » (obs. 12) Jacotius (obs. 14) emploie la même comparaison, d'une façon encore plus saisissante, car son malade ayant été atteint brusquement pendant qu'il était à table, il le compare à un mort qui aurait été occupé à boire et à manger « *mensæ accumbebat, apertis oculis, etc... ut bibere* » *et prandere mortuus videretur* ».

J'ai cité précédemment le tableau frappant tracé par H. ab Heers, pour peindre la situation bizarre dans laquelle avait été saisi par l'accès cataleptique le capucin dont il nous a laissé l'histoire ; on se rappelle qu'il le compare à la statue de Mercure (obs. 24). Ce rapprochement revient fréquemment sous la plume des auteurs anciens : je noterai en particulier Borrichius (obs. 31) et Fehr (obs. 34).

D'autres observateurs disent que les malades étaient roides comme un tronc d'arbre : « *instar stipitis,* » dit Tulpius (obs. 25) ; « *trunci instar,* » dit Paullinus (obs. 37).

Enfin plusieurs auteurs citent le fameux vers par lequel Virgile peint si énergiquement l'impassible visage de l'ombre de Didon : « *Quam si dura silex, aut stet Marpesia cautes* » (*Æneid.,* lib. VI, v. 471).

C. Aurelianus est le premier qui ait fixé d'une manière positive le caractère spécial de la contraction musculaire dans la catalepsie, qui constitue le signe pathognomonique, en disant que les malades ne peuvent pas approcher du corps le bras qui en est éloigné, ni étendre celui qui en est rapproché. Fernel, après lui, a insisté sur le même signe : « *quocumque vel manus, vel brachium, vel crus inflecteretur, illic quasi* » *fixum et stabile permanebat* » (obs. 13). Cependant, pour être juste, il faut dire qu'avant Fernel, Natalis de Toulouse (obs. 3 et 4), Benivieni (obs. 8) et quelques autres ont parfaitement reconnu la catalepsie, quoiqu'ils n'en aient pas précisé comme lui le caractère distinctif.

La roideur cataleptique est souvent permanente jusqu'à la fin de l'accès, c'est-à-dire que le bras horizontalement étendu ou la jambe fortement fléchie conservent, en général, cette position d'une manière indéfinie. Les exemples en sont nombreux dans les auteurs ; voici un des plus remarquables. A l'occasion de mademoiselle Virginie (obs. 132),

M. Favrot rapporte que « différentes personnes ayant essayé à plusieurs
» reprises de conserver des positions volontaires beaucoup moins exa-
» gérées que celles qu'on imprimait à la malade, force leur fut toujours
» de se rendre, alors que la malade conservait bien longtemps encore
» après eux son immobilité. »

Quelquefois cependant la roideur ne se maintient que durant un temps li-
mité, et l'on trouve dans les auteurs des faits qui établissent des nuances infinies, par rapport au temps pendant lequel la contraction peut se maintenir.

Certains observateurs ont noté qu'on avait plus de facilité à élever le
bras qu'à l'abaisser. « J'ai particulièrement remarqué, dit Sarlandière
» (obs. 109), que si l'on élevait quelque membre il paraissait extrême-
» ment léger, et il semblait que le malade lui-même aidât par un mou-
» vement spontané. Il n'en était pas de même dans l'abaissement : on
» était obligé d'employer plus de force. »

Ces différences dans le degré d'énergie de la contraction musculaire,
rapprochées de celles qu'on observe également sous le rapport des fonctions sensoriales, ont servi de base à la séparation établie par la plupart
des auteurs entre la catalepsie *complète* et la catalepsie *incomplète*.
Cette distinction serait bonne, s'il n'y avait pas entre ces deux états des
nuances infinies ; mais elle ne me paraît pas mieux fondée que celle
qu'on a admise entre le sommeil léger et le sommeil profond.

Je noterai ici que, pendant toute la durée de sa maladie, madame
D... m'a présenté, à un degré plus ou moins prononcé, certaines contractions des muscles du visage, notamment de l'angle des lèvres, que
les anciens nommaient *siagonitæ*. Ce caractère de bouche presque sou-
riante est très remarquable : il a été décrit avec soin par C. Aurelianus
« *saltus latenter commovens musculos, qui buccas colligant, quos sia-
gonitas appellant* » (p. 89), et on le retrouve dans quelques auteurs plus
récents, tels que Fortis (obs. 29) et Sachs (obs. 67).

Avant de terminer ce qui est relatif aux mouvements, je dirai qu'on
a comparé à la catalepsie une maladie observée chez les chevaux et
connue sous le nom de *cheval immobile*. N'ayant jamais eu occasion de
l'observer, je ne me permettrai pas de porter ici un jugement sur l'exactitude de cette analogie ; mais je dirai qu'à mon avis ces études de pathologie comparée, faites dans une sage mesure, pourront un jour porter
leurs fruits et profiter à la science. Je rappellerai également à ce sujet

une observation peu connue de *chien cataleptique,* publiée par Lochner
vers la fin du xvii° siècle (1).

§ IV. *Voix et parole.*—L'un des premiers mots dont on s'est servi pour
désigner la catalepsie (ἀφωνία), emporte l'idée de la perte de la voix et de la
parole. Ce caractère est indiqué dans Hippocrate, Galien, C. Aurelianus, etc. Parmi les observateurs plus récents, on peut citer particulièrement Forestus (obs. 19), Benedetti (obs. 41), Hiortzsberg (obs. 83).

Presque tous les malades qui se souviennent déclarent avoir été dans
l'impossibilité de parler ou de crier.

Le malade de Parrish (obs. 124) eut la langue saisie entre les mâchoires : on fit cesser le spasme, et la langue rentra dans la bouche.
Mademoiselle Amélie (obs. 133), ayant recouvré connaissance, se vit
néanmoins privée de la parole pendant plusieurs jours, et fut réduite à
se faire comprendre à l'aide de quelques signes. Puzin (obs. 115) cite
un jeune homme qui, après l'accès, resta huit jours dans l'impossibilité
de parler. Des faits analogues ont été signalés par plusieurs auteurs,
non-seulement dans la catalepsie, mais dans plusieurs autres affections,
particulièrement dans quelques névroses (2).

Art. II. — *Fonctions de nutrition.*

J'examinerai séparément ce qui concerne la *digestion,* la *circulation*
et la *respiration.*

Digestion. —Cette fonction comprend plusieurs actes spéciaux, tels
que la déglutition, les sécrétions, etc., qui sont plus ou moins modi-
fiées pendant les accès de catalepsie.

La déglutition est le plus souvent impossible, à cause de la rigidité
spasmodique des muscles du pharynx et des mâchoires, qui constitue

(1) *Misc. Eph. Nat. cur.*, dec. 2, Ann. 5 (1686), obs. 96, p. 202.

(2) M. Léon Soubeiran, professeur agrégé à l'École de pharmacie, m'a communiqué une
observation de ce genre qui est fort intéressante, et que je crois devoir consigner ici, non-
seulement à cause de la rareté du fait lui-même, mais aussi et surtout à cause de son authenticité. Voici une courte analyse de cette observation, dont je possède la relation écrite par le
malade lui-même. M. L..., interne en pharmacie de l'Hôtel-Dieu, ayant pris un jour, comme
il en avait l'habitude depuis quelque temps, une dose d'environ 10 à 15 centigrammes de
hachischine, se trouva, lorsque l'influence ordinaire de cette substance fut dissipée, dans l'impossibilité absolue d'articuler le moindre son. Cet état persista pendant dix jours, bien qu'on
eût cherché à le faire disparaître par un traitement énergique, et la voix ne revint qu'après
que M. L... eut repris une nouvelle dose de hachischine.

le cas le plus général. Hiortzsberg (obs. 83) raconte que les liquides introduits dans la bouche de son malade, à travers le vide laissé par une dent, ne descendaient pas dans l'estomac, et dans plusieurs autres circonstances analogues, le même fait a été observé. Le trismus des mâchoires est si fréquent qu'il doit s'opposer aussi, dans bien des cas, à l'ingestion des aliments et des boissons. Nous avons vu cependant qu'on pouvait même alors parvenir à faire cesser le spasme (obs. 104, 150, etc.). En outre, nous savons que quelquefois les malades boivent pendant leurs accès : telle est la jeune fille observée par Benedetti (obs. 5); Chauffard (obs. 134) a vu plusieurs fois des mouvements de déglutition s'opérer pendant la durée de l'attaque. Bien plus, l'un des malades de Fernel mangeait avec avidité : « *quidquid in os inserebatur prompte vorabat* » (obs. 13). J'ai moi-même très souvent fait boire madame D... pendant ses accès, et dans quelques circonstances je lui ai fait avaler des substances solides : je dois dire néanmoins qu'en général, chez elle, le spasme du pharynx est assez marqué pour que les mouvements de déglutition ne soient pas tout à fait libres.

La digestion des boissons et des aliments se fait-elle pendant les accès? Cela me paraît assez probable. Quoi qu'il en soit, il est certain que quelques malades ont vécu pendant plusieurs jours et même pendant plusieurs semaines, presque sans manger. Christine Wallery est, à ce point de vue, l'exemple le plus remarquable que je connaisse, et il n'y a aucune raison de suspecter la bonne foi ou de supposer la trop grande crédulité des auteurs du rapport dans lequel ce fait se trouve consigné. « Elle est restée une fois plus de trente jours dans un état d'immobilité » parfaite, sans prendre aucune espèce d'aliment liquide ou solide » (obs. 85). Le postillon de Lunel (obs. 80) ne prit que deux fois du bouillon et une potion cordiale, depuis le 28 mars jusqu'au 20 avril 1764. Enfin, le malade de Sarlandière (obs. 109) a été nourri pendant plusieurs mois avec de la panade et du vin édulcoré. Puisqu'il a vécu si longtemps, il est évident que la digestion a dû se faire.

Des borborygmes ont été fréquemment observés pendant les accès de catalepsie. Je citerai, en particulier, la jeune fille de vingt ans vue par Diemerbroeck (obs. 26), la petite fille de cinq ans observée par Fehr (obs. 28), et madame D... (obs. 150), chez laquelle ce symptôme s'est présenté avec une constance remarquable.

Claude Chaudeson (obs. 80) ne fit aucune fonction naturelle pendant vingt-cinq jours ; il est curieux de remarquer que ce malade, étant revenu à lui-même le 20 avril, resta encore trois jours sans avoir aucune sorte d'excrétion. Il semblerait résulter de là que pendant l'accès il y avait non-seulement absence d'excrétions, mais encore suspension de sécrétions intérieures.

J'ai noté la sécrétion des larmes chez madame D... (obs. 150) et chez plusieurs autres malades, en parlant des sensations et de l'intelligence ; je ne répéterai pas ici ce que j'ai dit ailleurs. Je rappellerai cependant quelques paroles de Sauvages sur la petite fille de huit ans : « Je la trouvai qui pleurait les yeux fermés ; je voulus lui relever les » paupières, mais je sentis une résistance accompagnée d'un cligno- » tement continuel » (obs. 68).

Circulation. — La circulation n'est modifiée en rien dans la catalepsie : c'est ce qui résulte de l'immense majorité des observations. Le pouls est plutôt ralenti qu'accéléré ; aussi l'opinion de C. Aurelianus, qui distingue un état aigu et un état chronique dans la catalepsie, est-elle tout à fait inadmissible, quoiqu'elle ait été soutenue encore dans ces derniers temps. L'observation de C. Aurelianus sur ce point de pathologie me paraît complétement erronée. Les auteurs modernes s'accordent, en général, à reconnaître que le pouls varie seulement de 50 à 60 pulsations par minute ; il est de 60 chez madame D..., d'après la moyenne d'un assez grand nombre d'observations.

Les anciens avaient signalé la rougeur de la face pendant les accès de catalepsie ; j'ai observé souvent, en effet, ce symptôme chez madame D..., mais il n'est pas constant. Déjà Benedetti avait remarqué un état opposé chez un de ses malades : « *facie pallida et veluti cadaverosa.* » (obs. 41.)

La température du corps, qui peut être considérée comme une dépendance de la circulation, ne paraît pas modifiée chez les cataleptiques : je ne connais, du reste, qu'une seule observation, celle de M. Barth (obs. 120), dans laquelle ce symptôme ait été l'objet d'un examen spécial. J'ajoute que chez madame D... la température générale du corps ne m'a présenté rien d'anormal ; toutefois, ses pieds se refroidissent lorsque l'heure de l'accès approche, et ce refroidissement persiste toujours pendant l'accès même.

Respiration. — Cette fonction reste intacte ou du moins n'est que légèrement modifiée pendant les accès de catalepsie. Cette observation, fort ancienne, puisqu'elle est consignée dans Galien, est parfaitement juste.

Je ferai remarquer que souvent les malades sont obligés de respirer par le nez à cause du trismus. Voici une curieuse expérience de Viale, faite sur le postillon de Lunel qui était dans les conditions dont je viens de parler : « Je pris son nez avec deux de mes doigts et le serrai assez » exactement pour intercepter le passage de l'air. J'eus le plaisir, dans » l'espace de vingt à trente secondes, de voir les lèvres s'ouvrir lente- » ment par un mouvement vraiment mécanique, et l'air entrer avec un » léger sifflement dans l'intervalle des dents. Je répétai cette expérience » à quatre reprises différentes et toujours avec le même succès, en » présence de MM. Baquié, Lacaze, et plus de trente curieux. » (obs. 80.)

<h2 style="text-align:center">CHAPITRE III.</h2>

DIAGNOSTIC.

Parmi les symptômes de la catalepsie que nous avons énumérés dans le chapitre précédent, il en est un qui lui appartient exclusivement, et qui de plus se retrouve dans toutes les observations connues. Ce *criterium* à l'aide duquel on distinguera toujours la catalepsie de toutes les autres maladies, ce signe pathognomonique, en un mot, est tiré des symptômes du mouvement et constitue la base essentielle de notre définition. On le reconnaîtra à l'expérience suivante. *Prenez avec votre main soit le bras, soit la jambe du malade soupçonné d'être atteint de catalepsie ; déplacez ce membre, et ensuite abandonnez le à lui même : s'il reste dans la position où vous l'avez mis, et si le malade ne peut en rien modifier cette situation, vous pouvez affirmer que la catalepsie existe.*

Je dois faire remarquer ici que dans le cas où la première expérience semblerait négative, elle doit être répétée plusieurs fois, soit sur divers membres, soit sur le tronc, soit sur le cou, en un mot, sur les diverses parties mobiles du corps ; car, ainsi que nous l'avons vu, la contraction de certains muscles étant quelquefois difficile à obtenir, la catalepsie peut être en apparence partielle, et ne pas être immédiatement évidente dans toutes les parties du corps.

Dans certaines maladies, lorsque le caractère pathognomonique vient à manquer, on a recours, pour établir le diagnostic, à l'ensemble des symptômes observés.

Ici, au contraire, ce signe est indispensable : sans lui, point de catalepsie. Il faut reléguer parmi les observations douteuses celles où il n'en est point fait mention d'une manière explicite, à l'exception toutefois de quelques faits recueillis par les auteurs anciens, parce que, à une époque reculée, on n'avait pas porté l'analyse aussi loin qu'aujourd'hui dans l'étude et l'observation des maladies.

Si le diagnostic proprement dit est facile, le diagnostic différentiel ne l'est pas moins, puisque le signe pathognomonique dont j'ai parlé appartient exclusivement à la catalepsie ; et je pourrais, à la rigueur, me dispenser d'entrer à ce sujet dans des considérations spéciales. Toutefois, je vais énumérer les principales maladies avec lesquelles on a confondu la catalepsie ; je donnerai pour chacune d'elles une courte analyse des caractères différentiels qui leur sont propres , abstraction faite du signe pathognomonique, qui s'applique à toutes sans exception.

Hystérie. — C'est Arétée qui le premier a nettement distingué l'hystérie de la catalepsie, en attribuant à la première des mouvements cloniques et à la seconde des mouvements toniques, ce qui est en effet parfaitement conforme à l'observation : « *membra in vulvœ morbo agitantur, in altero affectu quiescunt* (1). »

Quelques auteurs, méconnaissant la valeur du signe pathognomonique de la catalepsie et le considérant comme un symptôme d'ordre secondaire, ont cru devoir réunir la catalepsie à l'hystérie : de ce nombre sont Lieutaud, Georget, etc.

L'opinion que j'ai exprimée et adoptée au commencement de ce mémoire sur la valeur spécifique de la catalepsie , me dispense d'insister longuement sur ce point. Je dirai cependant que, l'hystérie étant pour moi une maladie parfaitement caractérisée, malgré les innombrables aspects qu'elle présente et qui lui ont valu la qualification, d'ailleurs très juste, de *Protée de la pathologie,* je n'admets pas l'expression de catalepsie hystérique, non plus que celle d'hystérie cataleptique, employées par quelques auteurs modernes.

---

(1) *De caus. et sign. acut. morb.*, lib. II, cap. 11, edit. Haller, *Artis med. princip.*, t. V, p. 45.

La sensation spéciale à laquelle on a donné le nom de *boule hysté-rique* a été observée dans quelques cas de catalepsie, ainsi que plusieurs autres symptômes appartenant à l'hystérie ; mais il est impossible de méconnaître ici une véritable complication de deux maladies distinctes. La même remarque s'applique également à plusieurs autres névroses.

Tétanos. — Il ne peut y avoir de confusion entre la catalepsie et le tétanos que dans les cas assez rares où la catalepsie présente l'apparence d'une rigidité insurmontable. Il me suffit de rappeler ici ce que j'ai dit au sujet du mouvement : il ne faut jamais perdre de vue que certains expérimentateurs sont parvenus à prouver que, dans quelques circonstances, la rigidité tétanique est simplement apparente. Si la catalepsie existe réellement, elle se manifestera tôt ou tard, pourvu que l'expérimentateur lui-même ne manque pas de patience. Lullier-Winslow, qui avait étudié spécialement la complication du tétanos et de la catalepsie, pose une conclusion qui ne me paraît pas suffisamment établie. « La catalepsie, dit-il, n'est autre chose qu'un tétanos incom-» plet ; » et il ajoute : « Le tétanos est un effet en plus, et la cata-» lepsie un effet en moins » (obs. 104). Quoi qu'il en soit, ces deux maladies me semblent parfaitement caractérisées et distinctes.

Léthargie. — Les auteurs anciens consacraient toujours un chapitre particulier à la léthargie, et la considéraient comme une maladie spéciale ; mais la plupart des auteurs modernes n'y voient qu'un symptôme analogue au carus et au coma, intermédiaire entre ces deux états morbides, et dont il est seulement question dans l'histoire des morts apparentes.

Les anciens s'attachaient surtout à distinguer la catalepsie de la léthargie, mais les signes qu'ils nous ont indiqués n'ont pas une grande valeur. Indépendamment du signe pathognomonique propre à la catalepsie, la léthargie se reconnaîtra toujours à l'inertie musculaire, qui constitue un caractère complétement opposé à la rigidité cataleptique : le membre soulevé retombera toujours de lui-même. En outre, l'absence de pouls, ou plutôt l'affaiblissement considérable des pulsations artérielles qui le rend, pour ainsi dire, inappréciable dans la léthargie, contrastera toujours avec l'état presque normal de la circulation dans la catalepsie. Ces caractères ne sont pas les seuls qu'on puisse indiquer

11

pour différencier la catalepsie de la léthargie, mais ils me paraissent suffire pour le but spécial que je me propose ici.

Il est probable que, parmi les cas de léthargie signalés anciennement, il y avait un certain nombre de catalepsies méconnues ; mais le fait serait difficile à prouver, à cause de l'insuffisance des détails qui nous ont été transmis par les anciens observateurs, et surtout en raison de l'imperfection de leurs méthodes au point de vue du diagnostic. On trouverait au contraire fréquemment, dans les auteurs modernes, des exemples certains d'erreurs de ce genre. Je rappellerai ici l'histoire du religieux de Saint-François, qui fut inhumé vivant et retrouvé mourant quelques jours après dans son tombeau, avec les poings mordus autour de la ligature qui les unissait (obs. 59). Plus heureux que ce franciscain dont parle Winslow, le jardinier de Montmorency (obs. 145) dut la vie à la sagacité et à la louable persévérance du médecin chargé de constater son décès.

Extase. — Cet état diffère essentiellement de la catalepsie par plusieurs points : ses phénomènes sont plutôt du domaine de la psychologie que de celui de la physiologie. Le cataleptique, en général, perd brusquement l'usage des sens et de l'intelligence, et dans les cas où cette invasion s'opère lentement, les phénomènes musculaires précèdent la perte de l'intelligence.

Chez l'extatique, l'invasion se fait en général avec lenteur, et le malade absorbé dans une muette contemplation, s'isole peu à peu du monde extérieur. Dans l'extase, l'individu conserve une notion vague de ce qui l'entoure, et ce cas est l'exception pour le cataleptique ; mais, même dans ce cas exceptionnel, on trouve des différences, car, si l'extatique garde l'immobilité, il n'a pas perdu pour cela la liberté de ses mouvements, et le plus souvent il les modifie conformément aux idées qui l'occupent. On peut encore mettre en parallèle la physionomie douce, rayonnante, *extatique*, de l'un des malades, avec le visage froid, immobile, *cataleptique*, si je puis parler ainsi, de l'autre malade.

L'extase et la catalepsie peuvent exister simultanément, ou du moins se succéder à de courts intervalles chez le même malade.

L'extase était la maladie principale chez madame G... (obs. 129), qui, étant depuis longtemps sujette à des accès de manie extatique, fut saisie un jour d'un accès de catalepsie pendant qu'elle était à vêpres.

M. Jolly (obs. 128) a vu également une jeune fille mélancolique qui
était prise de catalepsie, au moment de l'élévation, chaque fois qu'elle
assistait à la messe. Dans d'autres cas, au contraire, c'est la catalepsie
qui constitue l'affection principale, et l'extase n'est que passagère.
L'exemple le plus remarquable, sous ce rapport, est celui d'Élisabeth Devigne (obs. 44), qui, à la fin de chaque accès, écrivait avec le
doigt le nom de Dieu sur la couverture de son lit, prenait le bout du
drap et le portait à son menton comme si elle eût reçu la sainte communion, ou faisait tout autre acte de piété, ce qui avait fait dire au
peuple que c'était une sainte.

CHAPITRE IV.

ÉTIOLOGIE.

L'observation nous fait connaître un certain nombre de circonstances
particulières qui ont une intime relation avec les faits pathologiques :
l'analogie et le raisonnement nous portent ensuite à rattacher les maladies à telle ou telle circonstance qui nous paraît avoir influé sur sa production, et à considérer la maladie comme *effet*, la circonstance comme
cause. Celle-ci est souvent évidente : la chute qui est suivie de luxation,
la balle qui brise un os, etc., sont incontestablement les causes de ces
divers accidents. Il n'en est pas de même pour toutes les maladies, et
dans une foule de cas nous ne pouvons que constater de simples coïncidences entre telle maladie et telle circonstance, présumée cause. Ces
réflexions générales ne sont pas hors de propos, au sujet de la catalepsie, dans laquelle presque tout est mystère pour nous. Voici, du
reste, l'énumération des causes principales auxquelles cette affection
a été attribuée par les divers auteurs. Afin de ne rien omettre d'essen-
tiel, s'il est possible, et en même temps pour signaler aux observateurs futurs les lacunes nombreuses que présente, dans l'état actuel de
la science, l'étiologie de la catalepsie, je suivrai littéralement dans cette
énumération l'ordre adopté par M. Dubois (d'Amiens) (1). Je parlerai
d'abord des causes *prédisposantes* et ensuite des causes *déterminantes*,
tout en reconnaissant, avec l'auteur que je viens de citer, qu'une cause

____

(1) *Traité de pathologie générale*, Paris, 1837.

prédisposante peut devenir déterminante, et réciproquement, selon l'intensité de son action.

CAUSES PRÉDISPOSANTES. — *Lumière.* — L'action de cet agent physique comme cause prédisposante de la catalepsie n'a été signalée jusqu'à présent par aucun auteur ; toutefois, il y aurait peut-être lieu d'examiner s'il n'existe pas quelque relation entre l'action de la lumière solaire sur le système nerveux et la fréquence des accès cataleptiques pendant le jour.

Électricité. — Ce que je viens de dire à l'occasion de la lumière peut s'entendre également de l'électricité atmosphérique, qui n'est pas la même le jour et la nuit.

Air. — L'action de cet agent, dont les qualités sont si diverses, n'a pas été étudiée au point de vue spécial de la catalepsie. On doit cependant rapporter ici l'observation d'Asclépiade, qui, d'après C. Aurelianus (p. 87), observa des fièvres intermittentes cataleptiques dans la campagne de Rome. Je ne crois pas, du reste, qu'on ait observé des faits semblables depuis cette époque, et peut-être y a-t-il eu à cet égard quelque confusion ou quelque erreur de diagnostic. Je rappellerai encore, à ce sujet, l'opinion de Fehr, qui attribue aux tempêtes perpétuelles de 1682, la fréquence des cas de catalepsie observés la même année (1).

Température. — On a remarqué depuis longtemps qu'une température élevée favorise le développement des maladies nerveuses en général. En ce qui concerne la catalepsie, l'observation clinique nous laisse dans une incertitude complète.

Climat. — Il est certain que la catalepsie a été observée à toutes les latitudes européennes, depuis la Sicile (obs. 142) jusqu'en Suède (obs. 82) ; mais sous le rapport de l'influence des conditions climatériques dans la production de cette maladie, la statistique ne nous a rien appris jusqu'à présent, et nous ignorons complétement si la catalepsie est plus fréquente dans les pays chauds que dans les pays froids, dans les régions de montagnes que dans les basses plaines.

Saisons. — La catalepsie est-elle plus commune dans une saison que dans l'autre? C'est ce qu'il serait impossible de déterminer aujourd'hui.

____

(1) *Misc. Eph.*, *Ac. nat. cur.*, dec. 2, ann. 1682, obs. I, p. 2.

Henricus Regius (obs. 38) parle d'un cas survenu pendant un hiver rigoureux « *hyeme asperrima* », et l'on pourrait en citer plusieurs autres dans les mêmes conditions. D'un autre côté, Engler (obs. 121) rapporte que mademoiselle Léon avait chaque jour deux accès pendant l'été et un seul accès pendant l'hiver. Chez madame D... (obs. 150), le nombre des accès m'a toujours paru indépendant des saisons.

Habitations. — D'après les faits actuellement connus, il ne paraît pas que la catalepsie soit plus commune dans les villes que dans les campagnes ; mais un grand nombre d'auteurs ayant omis d'indiquer le lieu d'habitation des malades, il serait impossible de donner à cet égard un résultat statistique, même approximatif.

Races humaines. — La catalepsie a été observée presque partout en Europe, et il est probable que cette maladie existe également chez les peuples des autres parties du monde. Si la question est insoluble aujourd'hui, cela tient uniquement à l'insuffisance des documents et des observations.

Hérédité. —On a observé quelquefois dans une même famille plusieurs cas de catalepsie, mais la rareté de ces faits démontre que la cause héréditaire agit ici exceptionnellement. Je citerai cependant les deux sœurs (obs. 72 et 73) dont parle Sauvages, et les deux frères jumeaux du collége de Poligny (obs. 130 et 131). M. Schmidt, de Paderborn (Westphalie), a publié aussi la relation d'un cas de catalepsie survenu chez une femme en couches (obs. 135), et il ajoute que le nouveau-né (obs. 136) présenta les mêmes phénomènes, en ayant soin de faire remarquer qu'il n'a point confondu la catalepsie avec l'éclampsie.

Age. — La catalepsie peut survenir à tout âge, depuis la naissance, pour ainsi dire (obs. 136), ou du moins depuis l'enfance (obs. 28) jusqu'à la vieillesse (obs. 11, 47, 49). Voici quelques remarques intéressantes qu'on peut déduire des 150 observations résumées dans le tableau que j'ai donné précédemment.

L'âge n'est pas toujours indiqué par les auteurs, mais on verra qu'il l'est 94 fois dans le tableau.

En faisant des groupes d'âges par périodes de 10 ans, on trouve :

```
10 cas de catalepsie de   0 à 10 ans.
29          —         de 11 à 20
35          —         de 21 à 30
 5          —         de 31 à 40
11          —         de 41 à 50
 4          —         de 51 à 60
      ___________
Total. . .  94
```

On voit par là que la catalepsie est plus commune dans la jeunesse que dans un âge avancé. Il est même curieux de remarquer que les 5 malades portés sur le tableau comme appartenant à la période de 31 à 40 ans avaient tous 40 ans, en sorte qu'ils se rapprochent beaucoup de la période de 41 ans. On peut donc presque dire que la catalepsie n'a pas été observée de 30 à 40 ans. Elle est plus commune au-dessous de 30 ans qu'au-dessus de 40, puisqu'il y a 74 cas de 0 à 30 ans, et seulement 20 de 40 à 60 ans. On peut ajouter à cela que la période de 21 à 30 ans renferme à elle seule plus du tiers de la totalité des cas.

Il ne serait peut-être pas sans intérêt de rechercher les causes probables de ces différences remarquables, mais je me bornerai, quant à présent, à constater les résultats irrécusables de la statistique.

Sexe. — La plupart des auteurs répètent les uns d'après les autres, sans vérifier leurs assertions, que la catalepsie est plus commune chez les femmes que chez les hommes. Cela est vrai aujourd'hui, mais, chose singulière ! cela n'est vrai que depuis quelques années. Le tableau que j'ai donné va nous servir à élucider cette question, et l'on verra qu'il nous conduit à un résultat tout à fait inattendu. Sur les 150 observations que j'ai analysées, le sexe est indiqué 148 fois, et le résumé général donne 68 hommes et 80 femmes. Le nombre des femmes cataleptiques est donc aujourd'hui supérieur à celui des hommes ; mais, si l'on jette un coup d'œil sur le tableau, on verra qu'il n'en a pas toujours été ainsi. Sur 21 observations qui appartiennent au xvie siècle ou aux époques antérieures, il y a 15 hommes et 6 femmes seulement ; à la fin du xviie siècle, sur 43 cas, il y a 29 hommes et 14 femmes ; à la fin du xviiie siècle, sur 88 cas, il y a 50 hommes et 38 femmes. La même prédominance des hommes sur les femmes se maintient pendant la période actuelle jusqu'à l'année 1841 ; ainsi, sur les 130 premiers cas consignés dans le tableau, il y a 65 hommes et 65 femmes ; c'est seulement à partir de 1841 que le nombre des femmes prédomine à son tour.

Pour le sexe, comme pour l'âge, je me bornerai, quant à présent, à ces déductions statistiques.

Tempéraments. — Le tempérament nerveux est celui de tous qui constitue la prédisposition la plus favorable au développement de la catalepsie ; on n'aurait que l'embarras du choix s'il était nécessaire de citer des exemples. Le tempérament mélancolique, en supposant qu'il soit permis d'admettre ce tempérament comme distinct du précédent, a été signalé par quelques auteurs : telles sont les observations de Bonet (36), H. Regius (38), Boerhaave (63). Je ne dis rien des autres tempéraments qu'on a observés en même temps que la catalepsie, parce qu'ils ne constituent pas une cause prédisposante, comme les deux précédents.

Alimentation. — Je ne vois sous ce rapport, dans les observations de catalepsie, rien qui me paraisse digne de figurer parmi les causes prédisposantes ; mais nous retrouverons l'influence de l'alimentation parmi les causes occasionnelles.

Progrès de la civilisation. — Peut-on dire que cette cause influe sur le développement de la catalepsie? Cela est possible, mais rien n'est moins démontré, à mon avis. Il est vrai qu'en jetant un coup d'œil sur le tableau que j'ai dressé, on est frappé tout d'abord de la rareté des observations aux époques anciennes et de leur fréquence dans les temps modernes ; mais il ne viendra, je pense, à l'idée de personne, de s'appuyer sur cette circonstance pour en conclure que la civilisation favorise le développement de cette maladie. On pourrait peut-être se demander, si la fréquence des possessions diaboliques au moyen âge n'explique pas en partie la rareté de la catalepsie à la même époque, ou plutôt les lacunes de la science, au sujet de cette maladie, pendant une période de mille ans. Quoi qu'il en soit, si les observations de catalepsie sont aujourd'hui plus fréquentes qu'autrefois, cela tient surtout à la facilité plus grande que nous avons de nous communiquer mutuellement le résultat de nos études, et aussi, disons-le, à l'importance qu'a conquise, dans les temps modernes, la méthode expérimentale dont les faits sont la base essentielle.

Professions. — Nous trouvons parmi les individus des deux sexes, atteints de catalepsie, une foule de professions diverses ; des religieux appartenant à divers ordres, des étudiants, des militaires, des gens de condition noble, des paysans, des couturières, des domestiques, des marchands, etc., etc. Cette énumération ne peut être, du reste, que fort incomplète, attendu que la plupart des auteurs ont négligé d'indiquer la condition sociale des malades. Les trois premières classes que je viens d'indiquer sont celles qui renferment le plus grand nombre de cas de catalepsie, et, sous ce rapport, il est peut-être permis de les considérer comme causes prédisposantes. J'entrerai donc dans quelques détails à cet égard.

1° Ordres religieux. — Nous voyons dès le commencement du xve siècle, deux cordeliers saisis de catalepsie pendant le saint sacrifice de la messe (obs. 3 et 4). Bardin, le savant chroniqueur languedocien, qui nous a conservé ces deux faits, mérite ici une mention spéciale, à cause du soin qu'il a pris de recueillir la juste appréciation qui fut faite de cette double observation, au point de vue étiologique, par un médecin de Toulouse.

Le premier de ces deux cordeliers avait été saisi de catalepsie au moment de l'élévation, et le peuple criait miracle. « Un médecin, nommé » Natalis, s'étant approché du religieux, après lui avoir tâté le pouls, » dit qu'il n'y avait point de miracle à cela, que ce n'était qu'une » maladie de ce moine, fort dangereuse et difficile à guérir. » Un second cordelier, ayant voulu achever la messe, conformément aux prescriptions du rituel, fut également frappé de catalepsie. « L'opinion des médecins » fut à l'égard du premier, qu'il avait été surpris dans le moment d'une » maladie qu'ils appellent *catoche* ou *catalepsis*, et pour le second, que » ce pouvait être un effet de la peur et de son imagination blessée. »

Le xvie siècle nous fournit au même point de vue les exemples suivants : une religieuse, observée par Dodonæus (obs. 11); une autre religieuse, vue par Capo de Vacca, au dire de Forestus (obs. 20); le prêtre de Curtius, qui fut saisi, comme les cordeliers de Toulouse, au moment de l'élévation (obs. 18).

Nous trouvons parmi les observations des siècles suivants : Le frère capucin, que H. ab Heers compare à la statue de Mercure (obs. 24); le révérend père abbé, dont l'histoire est si bien racontée par Raymond Fortis (obs. 29); le prêtre des environs de Rodez, dont parle Deidier (obs. 49); l'infortuné religieux de Saint-François qui fut enterré vivant (obs. 59); enfin, le prêtre, cité par Postel de Francière (obs. 76), au-

quel une dartre douloureuse, qu'il frottait sans cesse, valut de la part
de ses paroissiens le singulier sobriquet d'abbé Frottin.

Je crois devoir faire remarquer ici, pour aller au-devant de toute
objection, que les cas dont je viens de parler sont bien réellement des
cas de catalepsie, et non d'extase, comme on pourrait être porté à le
supposer.

La multiplicité des couvents qui existaient pendant les trois derniers
siècles, explique jusqu'à un certain point la proportion considérable de
religieux qui furent autrefois atteints de catalepsie : la suppression de
ces établissements, générale en France après les événements politiques
de 1789, partielle dans plusieurs autres États de l'Europe, explique
également pourquoi nous n'observons presque plus aujourd'hui l'influence professionnelle dont il est ici question. Peut-être aussi est-il
permis de voir la raison de cette différence dans la vie ascétique des
anciens religieux.

2° Étudiants. — Nous placerons en tête de cette liste le condisciple
de Galien (obs. 1), et nous citerons ensuite le candidat en médecine
observé par Plater (obs. 22); l'étudiant cité par Fehr (obs. 35); le candidat en droit vu par Bonet (obs. 36); Georges S. T. désigné par Paullinus de la manière suivante : « *eruditus artis nostræ studiosus*» (obs. 37);
l'étudiant en droit, de Vienne, vu par P. Frank (obs. 106); enfin, les
deux élèves du collége de Poligny (obs. 130 et 131).

3° Militaires. — Nous trouvons, parmi les sujets atteints de catalepsie,
un assez grand nombre de militaires ou de marins, pour qu'il m'ait
paru convenable de placer la profession des armes parmi les causes
prédisposantes. Je dirai toutefois que ces cas ont été observés seulement
à partir du dernier siècle. On peut citer dans cette catégorie : Jean So-
ladier, d'Agen (obs. 48); Sjoestroem, matelot suédois (obs. 83); P. M...,
fusilier à la 39ᵉ demi-brigade, vu par M. Henri Joseph (obs. 90);
F. D..., fusilier à la 103ᵉ demi-brigade, observé par M. Henri
François (obs. 91); P..., fusilier à la 106ᵉ demi-brigade, vu par M. Taillard-Duplessix (obs. 94); enfin, le malade de Sarlandière, François-
Joseph Bousch (obs. 109). J'ajouterai ici, pour prévenir une objection
qui pourrait se présenter à l'esprit de quelques personnes, que les cas
de tétanos, qui se rencontrent fréquemment chez les militaires, ont été
soigneusement distingués des cas de catalepsie.

Avant de terminer ce qui est relatif aux professions, je ferai remarquer que, parmi les malades dont j'ai présenté le tableau, il en est un assez grand nombre qui appartiennent à la classe aisée de la société, et particulièrement à la classe noble. Peut-être serait-il permis de considérer l'absence de profession et l'aisance qu'elle suppose, comme une cause prédisposante de la catalepsie ; mais je n'ai pas cru devoir insister sur ce point. Je me contenterai de signaler, comme se trouvant particulièrement dans les conditions dont je parle, madame de Pignam, vue par Rondelet (obs. 16) ; le malade de Benedictus Sylvaticus (obs. 41) ; les trois jeunes filles nobles, citées par Samuel Anhorn (obs. 43, 54 et 55) ; le malade de naissance illustre, dont parle Van Swieten (obs. 64), etc., etc.

Travaux intellectuels. — Dans cette catégorie, nous retrouvons les cas que nous avons cités, à l'occasion des professions, dans le paragraphe relatif aux étudiants : il est à remarquer, en effet, que la plupart des auteurs signalent chez eux des excès de travail. Galien, par exemple, dit de son condisciple : « *cum assiduo disciplinarum studio se fatigaret* » (obs. 1). Un candidat en médecine (obs. 22) devint cataleptique, pour avoir trop fortement concentré son attention sur le discours qu'il prononçait ; Plater qui rapporte cette observation lui donne pour titre : *Catalepsis ex nimia intentione.* » On peut citer encore, comme étant dans le même cas, l'un des malades de Fernel, qui fut pris de catalepsie pendant qu'il écrivait : « *dum litteris et chartis sedulo invigilaret* » (obs. 12). Je me bornerai à citer ces exemples, mais il serait facile d'en indiquer plusieurs autres, la plupart des auteurs s'accordant à considérer le travail intellectuel comme une cause prédisposante de la catalepsie.

Passions. — Je comprends, sous ce titre, les affections morales, dont l'influence est si générale, qu'on la retrouverait peut-être avec un peu d'attention dans presque toutes les observations de catalepsie. Ces passions, variables comme les nuances infinies des impressions auxquelles notre âme est soumise, ne peuvent être examinées spécialement ici, car, sauf de très rares exceptions, la même cause ne s'est pas identiquement reproduite plusieurs fois, et leur étude rentre par conséquent dans celle des causes occasionnelles ou déterminantes. Toutefois, en raison même du lien moral qui les unit toutes et qui les rapproche ainsi des causes prédisposantes, quand on les considère dans leur ensemble, je placerai leur histoire en tête du groupe suivant.

CAUSES DÉTERMINANTES. — L'amour, la haine, la jalousie, la terreur, les chagrins domestiques, les revers de fortune, etc., telles sont les causes principales qu'on observe, soit ensemble, soit séparément, dans les cas de catalepsie qui paraissent dépendre d'une influence morale. Citons quelques exemples parmi les plus remarquables.

Amour malheureux. — L'observation de ce genre, publiée par Tulpius, en 1641, pour être la plus ancienne, n'est pas la moins curieuse (obs. 25) ; et chose digne de remarque, Schilling observa, trente-cinq ans plus tard, un cas tout à fait semblable (obs. 30) : cet auteur, afin de rendre plus frappante l'analogie, je dirais presque l'identité de ce fait avec celui de Tulpius, emprunte à ce dernier ses expressions les plus vives, pour peindre les circonstances principales de la maladie. C'est encore à un amour contrarié qu'il faut rapporter l'observation de l'étudiant de Vienne, cité par P. Frank (obs. 106). Il est à remarquer que dans les trois cas dont je viens de parler, les malades étaient tous des jeunes gens : les deux premiers n'eurent qu'un seul accès chacun, mais Frank ne dit pas si son malade en eut plusieurs.

Haine. — A côté de l'amour se range naturellement la haine, dont le caractère répulsif forme un véritable contraste avec les tendances attractives du premier de ces deux sentiments. La science possède à cet égard un fait très remarquable. Dans un récit des plus intéressants, Rondelet nous a tracé l'histoire d'une jeune personne, mariée à un homme qu'elle aimait peu : « *quem parum amabat,* » et qui fut prise de catalepsie huit jours après son mariage : elle retourna chez ses parents, et là, elle n'avait d'accès que si elle pensait à son mari, si elle en entendait parler, ou s'il venait la voir. Rondelet ajoute même un fait curieux à recueillir pour l'histoire des antipathies : elle avait, dit-il, un accès, avant d'avoir vu ou entendu son mari, lors même qu'il venait vers elle à son insu : « *etiamsi illa nesciente, ad illam maritus veniret, priusquam illum videret aut audiret* » (obs. 17).

Jalousie. — L'exemple de la petite fille de cinq ans vue par Fehr (obs. 28) est le seul que je connaisse.

Terreur. — L'observation de Sidonie Lefèvre (obs. 149) rentre dans cette catégorie, car elle fut prise subitement de catalepsie, en trouvant morte dans son lit, à la suite d'une attaque de choléra, une personne qu'elle avait vue la veille en bonne santé.

On doit aussi rattacher à cette cause les cas suivants. Un jeune paysan ayant été conduit dans un amphithéâtre de dissection par des étudiants qui voulaient s'amuser à ses dépens, fut frappé de terreur à l'aspect des cadavres et des instruments mis sous ses yeux, et eut à l'instant même une attaque de catalepsie (obs. 93). Le malade de Parrish (obs. 124) fut pris de catalepsie à la suite d'une vive impression causée par la vue d'un incendie. Ici se rapporte encore le fait du second religieux de Toulouse (obs. 4), qui fut saisi de terreur en se voyant à la place même où l'autre religieux venait d'être atteint d'une maladie presque inconnue à cette époque, et dont les phénomènes singuliers semblaient alors, comme le dit Bardin, « tenir du prodige »

Je citerai enfin, comme dernier exemple de catalepsie causée par la terreur, l'histoire de Chaudeson, postillon de Lunel (obs. 80). Le premier accès survint à la suite d'un coup de pistolet que lui tira un seigneur auquel il avait manqué de respect. Comme il en résulta une blessure grave et très douloureuse, puisque Chaudeson eut un doigt emporté, on ne peut pas dire que, dans ce cas, la terreur fut la cause unique de la catalepsie ; mais il n'en est pas de même des accès suivants, dans lesquels la terreur est la seule cause évidente.

Quelques mois après cet accident, Chaudeson assassina un maréchal-ferrant de Lunel et fut conduit dans les prisons de Montpellier, où il eut son second accès ; il fut transféré successivement de Montpellier à Lunel, à Béziers, à Toulouse, pour les besoins de l'instruction du procès, et partout il eut des accès de catalepsie à la suite de ses interrogatoires. Il fut jugé à Toulouse le 28 mars 1764, et condamné à être rompu vif ; ce jour-là, il eut son neuvième accès qui dura plusieurs jours. Le 1er avril, il revint à lui-même, et l'on s'empressa de profiter de son réveil pour le conduire à la chambre de la question ; mais là il eut son dixième et dernier accès, qui dura environ dix-huit jours.

Je dois faire remarquer ici que cette cause déterminante est une de celles qu'on observe le plus fréquemment : on en trouve de nombreux exemples dans les auteurs, même en dehors des 150 observations que j'ai choisies pour base de mon travail (1).

(1) On peut consulter à cet égard les ouvrages suivants : Mazars de Cazelles, *Journ. de méd.*

Crainte. — Ce sentiment n'est, en réalité, qu'un diminutif du précédent : toutefois, je range sous ce nom quelques faits dont la cause ne peut être rattachée à la terreur proprement dite. Telle est, par exemple, la petite fille observée par le docteur Louyet (obs. 139), qui avait été maltraitée par ses parents; telle est encore Virginie-Thérèse, citée par M. Favrot (obs. 132), qui avait également éprouvé de mauvais traitements de la part d'un aubergiste chez lequel elle servait en qualité de domestique. C'est aussi à la crainte de perdre un procès important et aux inquiétudes qui en furent la conséquence qu'on doit attribuer la maladie de la dame de Vesoul (obs. 58), et celle de l'homme de Barenton vu par Postel de Francière (obs. 77). N'est-ce pas aussi à la crainte de la mort qu'il faut attribuer l'accès de catalepsie qui saisit la jeune fille observée par M. Sandras (obs. 140), au moment où l'on administrait les derniers sacrements à une malade placée à côté d'elle, dans la salle d'hôpital où elle était?

Chagrins domestiques. — La femme dont parle Selle (obs. 84) avait eu la douleur de perdre un enfant.

Madame A..., l'une des malades de Petetin (obs. 86), avant de devenir cataleptique, avait été en proie à de vives inquiétudes, son enfant ayant été gravement malade pendant deux mois.

Madame D... (obs. 150) a éprouvé depuis vingt ans une série pour ainsi dire non interrompue de chagrins, de malheurs et de déceptions de toute sorte.

Excès d'étude. — Cette cause, que nous avons déjà admise comme prédisposante sous le titre de *travaux intellectuels,* trouve encore ici sa place. Aux faits déjà connus, je joindrai les suivants. Parmi les causes auxquelles Fortis attribue l'accès du révérend père abbé dont il parle (obs. 29), on remarque une forte contention d'esprit: « *vigiliis, curis atque cogitationibus nimium intentus.* » Le malade d'H. Regius était un homme fortement adonné à l'étude: « *vir... sedens in Musæo inter libros, quibus studiorum causa, totos dies assidere solebat.* » (obs. 38.)

Exaltation religieuse. — Je rappellerai seulement pour mémoire les cas dont j'ai parlé précédemment, au sujet des ordres religieux ; je ne

de Vandermonde, t. XVI, p. 131, et *in N. Samml. med. Wahrnehm.*, 6 B., p. 385 ; Baldinger *N. Magaz.*, 10 B., p. 67. — Maton in Kuhn *Phys. Journ.*, 1802, t. II, p. 364. — Pezold, *Obs. med. chir.*, n° 32 (Ploucquet, *Litt. med. dig.*, t. I, p. 251 *et seq.*).

citerai ici que des exemples tirés de l'ordre laïque, qu'on peut considérer plus particulièrement comme des cas accidentels. Benivieni raconte que Jérôme Bentius (obs. 7) eut une attaque de catalepsie, en revenant d'écouter un sermon. Il faut rappeler encore ici l'histoire de la jeune fille pieuse, vue par M. Jolly (obs. 128), et celle de madame G... observée par M. Bourdin (ob. 129). P. Frank cite deux jeunes filles qui devenaient cataleptiques, l'une (obs. 105) chaque fois qu'elle faisait le signe de la croix, l'autre (obs. 108) lorsqu'on prononçait devant elle le nom de Jésus. Ces deux faits, le dernier surtout, se rapprochent beaucoup de celui du prêtre Julius, qui tombait en catalepsie toutes les fois qu'on prononçait devant lui ces mots de la Passion : «*consummatum est.* » Rondelet, qui raconte ce fait, le donne, peut-être à tort, comme un exemple de catalepsie simulée, et du reste, il dit lui-même en terminant, qu'il y avait de la part de Julius, moins de feinte que de manie : « *neque tam fictione quam insania hoc faciebat* » (*loc. cit.*, p. 51). Quoi qu'il en soit, pour n'avoir pas à discuter la valeur et l'authenticité de cette observation, je n'ai pas cru devoir la comprendre parmi celles que j'ai choisies pour base de ce travail.

Ici se termine l'étude des causes morales de la catalepsie, qui sont sans contredit les plus importantes. Je vais maintenant passer en revue les causes d'un ordre différent, en rappelant toutefois les réserves que j'ai faites au commencement de ce chapitre, c'est-à-dire en ne présentant ces circonstances que comme de simples coïncidences, leur liaison avec la maladie elle-même ne me paraissant pas toujours suffisamment démontrée.

Aëtius, par exemple, cite un cas (obs. 2) dans lequel il a vu la catalepsie céder à une hémorrhagie nasale, et il en conclut que la maladie était causée par un afflux de sang vers la tête. Rondelet parle également d'une dame (obs. 16) qui fut guérie par une épistaxis, et l'on pourrait citer beaucoup de cas analogues. Je veux bien reconnaître ici l'hémorrhagie comme cause de guérison, mais je ne crois pas qu'il soit très logique de conclure de ces observations qu'il y avait congestion au cerveau. Une hémorrhagie, même légère, ne peut-elle pas, en effet, produire dans le système nerveux une perturbation capable de faire cesser l'accès de catalepsie ? Je suis moins disposé à repousser l'influence des causes suivantes comme déterminantes des accès de catalepsie.

Vers intestinaux. — Les faits de catalepsie coïncidant avec la présence de vers intestinaux ne sont pas rares (1) : je me contenterai de citer l'un des cas les plus remarquables que nous connaissions. C'est celui de la jeune fille de Cydon, observée par Benedetti, au commencement du xvi° siècle (obs. 5). Cette enfant, âgée de sept à huit ans, eut un accès de catalepsie qui dura sept jours, et qui cessa instantanément après l'administration d'un lavement purgatif à la suite duquel elle rendit quarante-deux vers.

Je ne puis m'empêcher de rappeler ici une opinion assez singulière de Selle qui avait vu un cas de catalepsie dans lequel la malade (obs. 84) avait rendu des vers, sans que cela lui apportât aucun soulagement : cet auteur considère la présence des vers plutôt comme effet que comme cause de la catalepsie.

Excès de table ou de boisson. — Dodonæus (obs. 15) raconte l'histoire d'une matrone ou sage-femme qui, ayant bien dîné avec des amis, et après avoir beaucoup ri pendant le repas, fut prise tout à coup de catalepsie. Plater parle d'un marchand (obs. 23) qui, après avoir prolongé son dîner jusqu'à minuit, et pris du vin muscat sans mélange d'eau, avant de se coucher, prit encore du même vin le lendemain matin, et bientôt après fut saisi de catalepsie.

Chez madame D... (obs. 150), les accès de catalepsie survenaient après les repas pendant l'acte de la digestion, et ces accès étaient même avancés ou retardés, selon qu'on faisait varier l'heure des repas. Les accès avaient lieu surtout le soir après le dîner, et l'on ne peut méconnaître, dans ce cas, une influence directe de la digestion sur la production des accès. Si je parle ici de ce fait, c'est que l'extrême faiblesse de madame D... me fait assimiler sa position à celle d'une personne qui aurait fait un repas copieux, quoique en réalité elle ne prît, en général, qu'une quantité insignifiante d'aliments. D'ailleurs il ne faut pas perdre de vue que madame D... était sous l'influence d'une gastralgie intense qui remontait à plus de vingt ans, et qui donnait à son estomac une susceptibilité extrême. N'oublions pas non plus que la

____

(1) On peut consulter à cet égard les ouvrages suivants : Abraham, *Diss. cautelæ anthelm.*, p. 27. — Hoffmann, *De catal.*, obs. I, Opp. III, p. 49. — Marcellus Donatus, Lib. II, cap. vii, p. 185. — Thom, Erfahrungen..., p. 75. (Ploucquet, *Litt. med. dig.*, t. I, p. 251 et seq.)

catalepsie elle-même est subordonnée à une cause première générale,
dont la nature nous échappe absolument.

Électricité. — M. Moquin-Tandon, professeur à la Faculté de médecine de Paris et membre de l'Académie des sciences, m'a communiqué
deux observations de catalepsie recueillies par son parent, M. le docteur Gosse (de Genève), vers l'année 1844 ou 1845. Il s'agit de deux
domestiques frappées de catalepsie, le même jour, à la même heure,
aux deux extrémités de la ville, pendant un orage et au moment où
venait d'éclater un violent coup de tonnerre. Chez toutes deux, il y
avait perte de la voix et de la parole, et les autres symptômes musculaires caractéristiques de la catalepsie existaient sans qu'il y eût perte
de connaissance. Enfin, elles furent guéries l'une et l'autre dès le lendemain. La première était une jeune fille, et l'autre était âgée de trente
à quarante ans.

Vieussens rapporte l'histoire fort curieuse d'un coup de foudre dont
il fut témoin oculaire, au Vigan, en Quercy, et qui produisit des effets
cataleptiques fort singuliers. Deux hommes, deux enfants, deux bœufs
et un chien furent frappés du même coup : les deux bœufs et le chien
furent tués, ainsi que les deux hommes ; quant aux deux enfants, on leur
administra quelques soins et ils revinrent à la vie. Vieussens s'étant
approché des deux hommes pour leur porter secours, reconnut qu'ils
étaient morts, mais il remarqua que « leurs membres étaient roides et
» dans la même position où ils étaient avant qu'ils fussent frappés de la
» foudre ; leurs bras restaient dans la même situation qu'on leur don-
» nait quand on les remuait, de sorte qu'ils auraient ressemblé parfaite-
» ment à des hommes saisis d'une catalepsie parfaite, s'ils n'avaient été
» privés entièrement de la respiration et du pouls (1). »

On trouve dans Cardan (2) l'histoire de huit moissonneurs qui, ayant
été frappés par la foudre pendant qu'ils prenaient leur repas sous un
arbre, conservèrent tous l'attitude qu'ils avaient au moment de la mort.
La plupart des auteurs qui ont cité Cardan, et particulièrement Schilling (*loc. cit.*, p. 12), considèrent ce fait comme un exemple de catalepsie
produite par la foudre ; mais j'avoue que, sans révoquer en doute l'authenticité de la relation de Cardan, je n'étais pas très convaincu de l'ana-

---

(1) *Hist. des maladies internes*, Toulouse, 1774, t. I, p. 511.
(2) *De variet. rerum*, lib. VIII, cap. XLIII, p. 64.

logie de cet état de rigidité des moissonneurs avec la catalepsie, avant
de connaître le fait rapporté par Vieussens. L'expérience de cet illustre
observateur, faite sur les membres peu de temps après la mort, démontre
incontestablement cette analogie et nous force à admettre dans la science
l'histoire des huit moissonneurs (1).

Je ne m'étendrai pas davantage sur l'étude étiologique de la catalepsie, car pour être complet à cet égard, il faudrait, pour ainsi dire, passer en revue tous les cas connus, tant sont variées les causes occasionnelles de cette maladie. Je crois néanmoins avoir indiqué les causes
principales signalées par les auteurs, et on me pardonnera, je l'espère, d'avoir passé sous silence une foule de prétendues causes de la
catalepsie, telles que les suivantes : *Achores suppressi* (*Comm. litt.
nor.*, 1733, p. 71); *Capitis vitia* (*Comm. litt. nor.*, 1731, p. 330) ; *Exan-
thema suppressum* (Dufour, in *Journ. méd.*, t. LXX, p. 418) ; etc. (2).

CHAPITRE V.

MARCHE.

La catalepsie est essentiellement caractérisée par une série de symptômes, dont l'ensemble constitue un accès. Quelquefois cet accès est
unique et représente la maladie tout entière ; mais en général, il y a

(1) M. Boudin, dans son excellent travail sur la foudre (*Ann. d'hyg. et de méd. lég.*, 1854 et 1855,
2ᵉ sér., t. II, et III), a publié un grand nombre de faits qui mettent désormais hors de doute la
réalité des phénomènes cataleptiques produits par l'action de la foudre. L'abbé Thomas, âgé de
soixante-dix ans, fut frappé d'un coup de foudre, au mois de juin 1851, pendant qu'il célébrait la
messe à Montmorillon (Vienne) ; on le rapporta à sa demeure dans un état de catalepsie complète,
et il ne recouvra connaissance qu'au bout de plusieurs heures. Il mourut peu de temps après,
sans être revenu à la santé (*loc. cit.*, t. III, p. 260). M. Boudin cite, en outre, plusieurs cas
de personnes qu'on trouva dans la situation qu'elles avaient au moment de la mort : en voici
deux très remarquables. La femme d'un vigneron de Nancy fut foudroyée au moment où elle
cueillait un coquelicot, et l'on trouva son cadavre debout, seulement un peu penché, avec une
fleur dans la main. Un prêtre fut tué par la foudre pendant qu'il était à cheval, mais l'animal
continua sa route et rapporta le corps immobile de son maître, à la maison, à deux lieues de distance (*loc. cit.*, t. II, p. 417). Les mêmes phénomènes ont été observés chez les animaux.
Le 11 juillet 1819, la foudre tomba sur une église, et tous les chiens qui s'y trouvaient furent
frappés de mort en conservant l'attitude qu'ils avaient auparavant (t. III, p, 269). Le 22 janvier 1849, une chèvre fut frappée de la foudre aux environs de Clermont : on la trouva debout
sur les pattes de derrière, ayant à la bouche une branche de verdure.

(2) Ploucquet, *Litt. med. dig.*, t. I, p. 251 *et seq.*)

13

plusieurs accès séparés les uns des autres par des intervalles plus ou
moins longs. En un mot, la marche de la maladie est intermittente.
Nous étudierons séparément la marche des accès et celle de la maladie.

Marche des accès.— L'invasion des accès est tantôt lente et graduelle,
tantôt brusque et instantanée, c'est-à-dire avec ou sans symptômes précurseurs. Quelques auteurs nient l'existence des prodromes ; d'autres
les regardent comme constants, et prétendent qu'avec une observation
attentive, on les rencontre toujours. Ces deux opinions extrêmes me
paraissent trop absolues. Je crois, en effet, que, dans le plus grand
nombre des cas, il y a des symptômes précurseurs de l'accès ; je crois
aussi que certains observateurs les ont négligés ou méconnus ; mais il
me semble bien difficile d'admettre des prodromes, lorsque la maladie
survient inopinément pour la première fois chez une personne d'ailleurs
bien portante. Tels sont, par exemple, les cas suivants : le malade de
Fernel, qui devint roide si subitement, qu'il continua de serrer entre
ses doigts la plume qu'il tenait à la main (obs. 12); la petite fille ja-
louse de sa sœur (obs. 28) ; le magistrat insulté dans l'exercice de ses
fonctions (obs. 33).

Examinons maintenant en quoi consistent les symptômes précurseurs. Ils sont nettement indiqués par C. Aurelianus : « *Segnities et
tardus corporis motus...; somnus ultra modum prolixus...; alloquenti-
bus* (ægri) *tarda responsio...* » (p. 89) : toutefois, parmi les observateurs
anciens, je n'en trouve pas, après cet auteur, qui mérite d'être cité
ici. L'histoire d'Élisabeth Devigne (obs. 44) est la première qui renferme à cet égard des détails intéressants : quelques minutes avant
son accès, elle se frottait le front avec la main, et elle faisait de
même lorsque l'accès était sur le point de finir. Une petite fille de
huit ans (obs. 68) se plaignait, avant l'accès, de maux d'estomac et
de douleurs vagues dans le bas-ventre : elle sentait, en outre, une
espèce de corps qui lui remontait vers l'œsophage. On pourrait peut-
être se demander si, malgré l'âge de cette petite fille, il n'y avait
pas ici complication d'hystérie. La malade de la Charité, observée par
Bourdin (obs. 126), présente des faits analogues aux précédents. Les
premières attaques étaient précédées de souffrances dans l'estomac :
une sorte d'*aura*, partant de ce point, se propageait vers la gorge,
et faisait éprouver à la malade le sentiment d'une vive constriction. Plus

tard, il y eut « des pesanteurs dans les membres, une céphalalgie
» sourde et profonde, des envies de bâiller..., des palpitations..., de
» l'étouffement, de l'anorexie, et un sentiment de gêne générale, qui
» entraîna une sorte de paresse à se mouvoir. Ces phénomènes sont con-
» stants : ils précèdent toujours l'accès de quelques heures au moins,
» souvent d'un ou plusieurs jours. »

Christine Wallery perdait ordinairement la raison, lorsque les accès
avaient lieu (obs. 85). Madame A. (obs. 86) éprouvait une douleur sourde
dans la région épigastrique. La malade de M. Favrot (obs. 132) était
avertie de l'invasion prochaine de l'accès par le trouble de la vue, la
sensation de mouvements répétés dans le globe oculaire, de la céphalalgie, des éblouissements et des douleurs dans le coude. La céphalalgie,
indiquée dans la plupart des exemples que je viens de présenter, se retrouve également dans les observations 19, 75, 84, 120, etc., etc.
La gastralgie est signalée de même dans un grand nombre de cas. :
c'est ce dernier symptôme qui domine surtout chez madame D...
(obs. 150), ainsi que je l'ai déjà fait remarquer plusieurs fois. On a observé encore, avant l'accès, des crampes, divers troubles de l'intelligence, et plusieurs autres symptômes.

L'accès de catalepsie peut être suivi des symptômes qui l'ont précédé : c'est ce qu'on voit dans un très grand nombre de cas ; mais quelquefois il en est autrement.

Le réveil, c'est-à-dire la fin de l'accès, a lieu souvent par des soupirs,
comme on l'a observé dans les cas cités par Fehr (obs. 28), Sachs
(obs. 67), Henri Joseph (obs. 90), Chauffard (obs. 134), etc., etc. Le fait
rapporté par P. Frank (obs. 106) montre qu'il n'en est pas toujours ainsi.

Les soupirs et les inspirations profondes sont des phénomènes constants chez madame D..., avant comme après l'accès.

L'accès peut survenir à toute heure du jour et de la nuit : toutefois
les heures qui sont le plus fréquemment signalées par les auteurs,
sont comprises entre midi et minuit.

L'accès étant en quelque sorte l'élément de la catalepsie, il est difficile de considérer isolément sa marche, sans empiéter sur celle de la
maladie elle-même : je me bornerai donc aux considérations qui précèdent. Cependant, je ferai remarquer encore qu'on observe quelquefois
une série d'accès plus ou moins rapprochés, qui pourraient être considérés,

à la rigueur, comme constituant dans leur ensemble une sorte d'attaque ; mais cette distinction me paraît plus subtile que conforme à la nature même des faits, et j'emploie indifféremment les deux expressions *d'accès* et *d'attaque*, tout en donnant la préférence à la première.

Marche de la maladie. — Lorsque la catalepsie se compose d'un accès unique, sa marche n'offre rien de particulier ; mais dans le cas où il y a deux ou plusieurs accès, nous avons à examiner les circonstances qui se rattachent à leur irrégularité ou à leur périodicité.

Nous voyons d'abord certains malades ayant leurs accès à des heures sans cesse différentes, sans aucune apparence de régularité. Le premier exemple bien caractérisé, qui s'offre à nous parmi les observations en général trop peu détaillées des anciens auteurs, est celui de la jeune mariée dont parle Rondelet (obs. 17). Nous avons déjà vu qu'elle avait des accès, lorsqu'elle pensait à son mari, lorsqu'on lui en parlait, ou lorsque son mari venait vers elle : le récit de l'auteur nous apprend encore qu'elle était saisie par ses accès dans des situations fort diverses, par exemple au milieu des chemins, auprès de la fontaine, etc.

L'irrégularité des causes occasionnelles de chaque accès en particulier explique parfaitement ici l'irrégularité de la maladie. Cette remarque s'applique également aux accès de Claude Chaudeson (obs. 80), qui furent tous irréguliers et d'une durée inégale. On peut citer encore comme exemples d'accès non périodiques, M. Arthur D... (obs. 125), et la fille de la Charité (obs. 126), tous deux observés par M. Bourdin.

Les exemples de régularité dans l'intermittence des accès sont fort nombreux, et j'ai peine à comprendre comment des auteurs modernes ont pu sérieusement avancer que cette périodicité était exceptionnelle.

Asclépiade, dit-on, avait observé des fièvres intermittentes cataleptiques dans les environs de Rome : si cette observation est exacte, la périodicité de la catalepsie aurait été très anciennement constatée. Quoi qu'il en soit, les observations des premiers siècles étant relatives en général à des malades qui avaient un accès unique ; il faut arriver à une époque assez rapprochée de nous pour trouver des faits de ce genre qui soient incontestables. Le premier qui mérite d'être noté est celui de la fille d'Inspruck (*Innsbruck*), vue par Lambec ou Lambecius, et citée par Van Swieten (obs. 27) : cette fille eut, pendant plusieurs années, un accès continu le vendredi et le samedi, tandis que les autres jours, il revenait

alternativement et seulement par intervalles. Quelle était la cause de
cette périodicité bizarre? Nous l'ignorons; on doit même avouer que,
pour la saisir, il aurait fallu plus de sagacité et d'esprit d'analyse que
n'en déployaient habituellement les anciens observateurs.

C'est Dionis qui le premier a véritablement reconnu et démontré par
un fait positif, authentique, la régularité des accès. Chez la fille Devigne
(obs. 44), l'accès, commençant tous les jours à une heure, finissait régulièrement à cinq heures, et la malade eut trente accès semblables.

La fille de Conques, observée par Baron (obs. 53), avait chaque jour
un accès de douze heures, commençant à onze heures du soir et finis-
sant à onze heures du matin, lorsque rien ne venait en troubler la régularité. Sa maladie dura plus de deux ans, et il n'y eut pas un seul jour
de relâche jusqu'au moment de la guérison.

Deidier a vu, à l'Hôtel-Dieu de Montpellier, un jeune homme (obs. 45)
qui eut un accès de huit heures pendant huit jours consécutifs.

Le vieillard d'Alais, dont parle Sauvages (obs. 61), avait un accès de
catalepsie tous les quatre jours, alternant avec la démence et la fièvre
quarte, d'une manière tout à fait remarquable, qui rappelle la régularité mathématique des fractions périodiques :

Premier jour, *catalepsie*; deuxième jour, *démence*; troisième jour,
fièvre quarte; quatrième jour, *catalepsie*; cinquième jour, *démence*;
sixième jour, *fièvre quarte*, et ainsi de suite.

Madame A..., vue par Petetin, eut, pendant quarante-six jours, deux
accès réguliers. Durant les premières semaines, l'accès du matin com-
mençait à sept heures et demie, et finissait à dix heures et demie : celui
du soir, commençant à deux heures, finissait à quatre heures. Plus tard,
le premier vint à huit heures et finit à onze heures : en même temps,
celui du soir ne vint plus qu'à sept heures.

Mademoiselle Léon, de Bordeaux (obs. 121), eut, pendant trois ou
quatre ans, des accès quotidiens de plusieurs heures.

Mademoiselle Rosalie (obs. 134) tombait en catalepsie tous les soirs,
dès qu'elle était endormie, et l'accès durait autant que le sommeil.

Enfin, je citerai madame D... dont les accès ont été quotidiens pendant plus de deux ans. Vers la fin de 1852, ils commençaient régulièrement tous les soirs à sept heures précises et finissaient à dix
heures ; plus tard, ils vinrent à huit, à neuf, à dix, à onze heures, à

minuit , et chose remarquable , quand ils n'étaient pas combattus,
ils duraient toujours environ trois heures, quelle que fût d'ailleurs
l'heure du début. En outre, malgré l'apparente variation des accès, la
périodicité n'en a pas moins été constante, car jamais il n'y a eu de transition brusque, quant au début de l'accès, entre deux jours consécutifs : ce
changement s'est toujours opéré graduellement. On remarquait, par
exemple, tous les trois ou quatre jours, un retard de cinq à six minutes
dans le début de l'accès ; en sorte que c'était seulement au bout d'un
mois environ que l'accès avait reculé d'une heure. Dans d'autres phases
de la maladie, ce changement s'est opéré plus rapidement : chaque accès
reculait de trois ou quatre minutes sur l'accès précédent, et au bout de
quinze ou vingt jours, il y avait un retard d'une heure. J'ai raconté avec
détail par quels moyens j'avais opéré ces retards successifs : il est
donc inutile d'y revenir ici.

J'ai dit également qu'il y avait souvent plusieurs accès le même jour
pendant quelques semaines, souvent pendant plusieurs mois, mais que
les deux accès finissaient par se confondre. Il y a quelques remarques
curieuses à faire dans la marche relative de ces deux accès. Voici ce
que j'ai observé à cet égard, et j'ajoute que, notant chaque jour, avec
une rigoureuse précision, le commencement et la fin de chaque accès,
j'ai eu de fréquentes occasions de vérifier le même fait.

Je suppose le premier accès venant à neuf heures et le second à
onze heures. Je cherche à reculer l'invasion du premier accès, et au
bout de quelques jours, il y a un retard de cinq minutes, par exemple;
mais le second accès est reculé d'autant. Lorsque le premier accès est
reculé de dix minutes, il en est de même du second ; le jour où le premier accès vient à neuf heures et demie, le second vient à onze heures
et demie, et lorsque le premier accès se trouve reculé jusqu'à dix heures,
le second vient à minuit. En un mot, en repoussant le premier accès,
on repousse le second sans diminuer l'intervalle qui les sépare. Toutefois, il arrive un moment où le second accès ne recule plus de la même
quantité que le premier, comme cela avait lieu les jours précédents, c'est-
à-dire qu'il reste stationnaire, tandis que le premier s'avance vers lui, et
l'intervalle qui les sépare diminue de jour en jour. On voit, pour ainsi dire,
venir le moment où l'heure du premier accès va coïncider avec l'heure
du second, et l'on prévoit aisément que les deux accès ne tarderont pas à se

confondre en un seul. C'est ce qui arrive en effet ; mais chose digne de remarque, cette fusion s'est toujours faite bien longtemps avant que l'heure du premier accès coïncidât avec celle du second. Je m'explique, en développant le même exemple. Lorsque le premier accès vient à dix heures, le second vient à minuit, et l'intervalle qui les sépare est de deux heures. En continuant à repousser le premier accès , successivement à dix heures dix minutes, à dix heures vingt minutes, à dix heures trente minutes, le second accès reste stationnaire à minuit. Enfin, dès que le premier accès a dépassé une certaine heure, dix heures quarante minutes, je suppose, le second accès ne vient pas, et à partir de ce moment, il n'y a plus qu'un seul accès.

Je me suis demandé pourquoi le second accès semble fuir ainsi pendant quelque temps devant le premier, pourquoi il reste ensuite stationnaire, tandis que le premier marche toujours vers lui, pourquoi, enfin, il disparaît constamment avant que l'autre l'ait atteint ; mais, je l'avoue, j'ai fait de vains efforts pour tâcher de saisir la loi probablement très compliquée de cette marche singulière de deux accès consécutifs. Sur ce point, comme sur bien d'autres, la science a besoin de faire appel à des observations plus détaillées que celles qu'on a recueillies jusqu'à ce jour. Voici, toutefois, quelques remarques qui serviront peut-être un jour à mettre sur la voie de nouvelles recherches.

Le début des accès a varié de sept heures à minuit ; je l'ai vu survenir quelquefois, mais rarement, après une heure du matin. Lorsqu'il y avait deux accès, le dernier ne se terminait souvent qu'à deux ou trois heures du matin, quelquefois même un peu plus tard, mais je ne crois pas que jamais le réveil ait dépassé quatre heures du matin.

Indépendamment de l'accès ou des deux accès du soir, j'ai eu de fréquentes occasions d'en observer pendant le jour, mais ils ne m'ont offert qu'une irrégularité douteuse. Ces accès, en général très violents et de longue durée, étaient occasionnés par des causes morales difficiles à combattre, et le plus souvent ils étaient compliqués de délire. Tout ce que je puis dire, quant à leur périodicité, c'est que je ne les ai jamais vus survenir avant dix heures du matin, mais j'en ai observé pour ainsi dire à toutes les heures, entre dix heures du matin et sept heures du soir.

Dans l'intervalle des accès, tous les malades recouvrent, en général,

la liberté des mouvements, l'usage des sens et leurs facultés intellectuelles : toutefois, on trouve dans les auteurs un certain nombre de cas
de catalepsie, dans lesquels les malades éprouvent la perte momentanée
ou simplement une diminution d'activité de certains mouvements volontaires, d'un ou de plusieurs sens, d'une ou de plusieurs des facultés
intellectuelles.

Voici quelques exemples curieux de suspension partielle des fonctions sensoriales. Madame A... (obs. 86) resta sourde pendant vingt-
quatre heures. Le jeune homme, vu par M. Puzin (obs. 115), eut des
pertes de la vue, de l'ouïe et de la parole : celle-ci manqua une fois
pendant huit jours. La fille Lefèvre (obs. 149) s'éveilla avec une amaurose après son premier accès : elle présenta, en outre, dans l'intervalle
des accès suivants, des contractures permanentes, tantôt dans les poignets, tantôt dans les pieds, même après le retour complet de l'intelligence.

Madame D... m'a offert, sous mille formes variées, les perversions les
plus singulières de mouvement, de sensibilité et d'intelligence. Les
faits suivants me semblent dignes d'intérêt.

Dans le courant de l'année 1853, des circonstances particulières
ayant amené une aggravation de la maladie, j'ai observé un grand nombre
d'accès qui étaient précédés et suivis de délire, avec des intervalles de
calme complet, ces trois états variant dans leurs proportions relatives,
mais se succédant toujours dans le même ordre. La malade avait, en
général, la pleine liberté de ses facultés au milieu de la journée. Dans
l'après-midi, elle éprouvait des éblouissements, de la céphalalgie et
quelques autres symptômes cérébraux : ces accidents allaient en augmentant vers trois ou quatre heures, et, enfin, il arrivait un moment où les
yeux hagards, les contractions musculaires de la face, des gestes sac-
cadés, des cris d'épouvante annonçaient un délire prochain. Bientôt,
en effet, des paroles brèves, entrecoupées de pleurs et de sanglots, des
phrases incohérentes, exprimant plus ou moins la terreur, ou accusant
une douleur atroce dans la tête, constituaient un véritable délire. La
malade, couchée dans son lit à cause de son extrême faiblesse, se rele-
vait brusquement, montrant du doigt un point fixe, au hasard, et disant :
Il est là..., ôtez-le..., ce brasier..., il me brûle..., ôtez-le..., du plomb...,

oh! ma tête..., ma tête..., elle est en feu! Chaque jour, son délire rou-
lait exclusivement sur ce point, et se traduisait, pour ainsi dire, par
les mêmes paroles.

Après une demi-heure, une heure de délire, quelquefois plus, il survenait des contractions musculaires, absolument comme dans le cas où
madame D... était éveillée et où l'accès approchait. Enfin, à un certain
moment, les paupières se contractaient à leur tour, et la malade ces-
sant de parler, passait ainsi, par des nuances presque insensibles, de
l'état de délire à l'état de catalepsie. Celui-ci durait un temps plus ou
moins long ; puis la malade, au lieu de recouvrer connaissance comme
elle le fait habituellement, passait de l'état cataleptique à l'état de délire, enfin du délire à l'état de veille.

En un mot, l'accès de catalepsie était précédé et suivi d'un état de délire parfaitement distinct. Il était impossible de confondre la catalepsie
avec le délire, car indépendamment du caractère pathognomonique de la
catalepsie qui n'existait pas pendant le délire, il y en avait un autre non
moins certain, tiré de la sensibilité tactile. Ainsi, pendant l'état de délire, mademoiselle D... pouvait toucher sa mère sans lui causer aucune
douleur, lui appliquer des compresses sur le front et des sinapismes
aux jambes, lui donner à boire, etc., etc., tandis que tout cela devenait
absolument impossible pendant l'état cataleptique.

CHAPITRE VI.

DURÉE.

La durée de la catalepsie est extrêmement variable : elle a été de
quelques minutes seulement chez un malade de Van Swieten (obs. 64),
tandis qu'elle a été de huit ans chez Marguerite Valette (obs. 60). Entre
ces deux limites, on trouvera, au tableau des observations, un certain nombre de cas dans lesquels la maladie a duré plusieurs années,
mais on verra qu'elle est, en général, beaucoup plus courte. Toutefois,
il faut remarquer que les détails à cet égard manquent fréquemment
dans les auteurs.

La durée de la catalepsie dépendant du nombre des accès, de leur
durée particulière et de l'intervalle qui les sépare, nous examinerons la
question sous ces trois points de vue.

1° *Nombre des accès.* — Dans un très grand nombre de cas, les malades n'ont eu qu'un seul accès de catalepsie : toutefois, sur ce nombre, il y en a peut-être quelques-uns dans lesquels les observateurs parlent du seul cas dont ils ont été témoins, sans préciser d'une manière claire, s'il y a eu d'autres accès, soit avant, soit après. Le nombre des cas dans lesquels on signale de deux à dix accès, est beaucoup moins considérable. Au contraire, les observations, dans lesquelles on parle d'un grand nombre d'accès, ne sont pas rares.

Malheureusement, dans ces derniers cas, les observateurs ne font point mention du nombre des accès, et se contentent de donner des indications plus ou moins vagues ; en sorte qu'il est impossible de faire, sous ce rapport, la moindre comparaison statistique. Ainsi, par exemple, Sauvages n'a pas indiqué exactement le nombre des accès de Marguerite Valette (obs. 60), dont la maladie dura huit ans : Fehr ne dit pas non plus combien d'accès eut la jeune paysanne (obs. 34) qui resta cataleptique pendant cinq ans.

Madame D... (obs. 150) est sans contredit la malade qui présente le plus grand nombre d'accès qu'on ait jamais signalé : j'ai tenu un compte à peu près exact de ceux qu'elle a eus, et sans donner ici un chiffre rigoureux, je m'éloignerai peu de la vérité en évaluant à 1,200 le nombre des accès survenus depuis le mois d'octobre 1852 jusqu'à ce jour (28 février 1855). La fille de Conques, observée par Baron (obs. 53), occupe le second rang pour le nombre des accès, car elle en a eu régulièrement un par jour, depuis le mois de janvier 1698 jusqu'au mois de février 1700, c'est-à-dire pendant plus de deux ans.

Il faut considérer les accès non-seulement d'une manière absolue, mais aussi d'une manière relative. Ainsi, tel malade aura dix accès par mois (obs. 57), tel autre trente (obs. 66), tel autre soixante, c'est-à-dire deux accès par jour, ou même un plus grand nombre, comme je l'ai observé à diverses reprises chez madame D..., dans les nombreuses phases de sa maladie.

2° *Durée des accès.* — L'accès de catalepsie n'a quelquefois qu'une durée fort courte, une ou deux minutes, comme chez le malade de Van Swieten (obs. 64), et peut-être moins d'une minute, comme chez la jeune paysanne dont parle Fehr (obs. 34). L'accès le plus long, dont il soit fait mention par les auteurs, est celui de Bousch, observé par Sarlandière

(obs. 109) : ce malade fut pris de catalepsie le 23 septembre 1815, recouvra connaissance, pendant quelques minutes seulement, le 29 novembre suivant, puis retomba dans son accès dont il ne fut délivré défi-
nitivement que le 28 mars 1816. Ainsi, Bousch eut deux accès consécutifs, l'un de deux mois, l'autre de quatre mois, séparés simplement
par un intervalle de quelques minutes, ce qui équivaut presque à un
accès de six mois. L'authenticité de ce fait ne laisse rien à désirer, car
le malade fut visité par les principales notabilités médicales de l'époque,
et le témoignage de Sarlandière mérite lui-même toute confiance.

Entre ces deux limites extrêmes d'accès longs et d'accès courts, on
trouve un grand nombre d'accès d'une durée intermédiaire. L'accès
de l'homme cité par Tissot (obs. 81), dura deux mois, et celui de la
femme Wallery (obs. 85), un mois ; la dame, vue par Lullier-Winslow,
eut un accès de vingt et un jours (obs. 104), et Claude Chaudeson
(obs. 80) en eut un de dix-huit jours; les observations 5, 103 et 133
présentent trois exemples d'accès dont la durée fut de sept jours ;
Hiortzsberg (obs. 83), Petetin (obs. 98) et Pujos (obs. 137) offrent aussi
trois cas dans lesquels l'accès dura six jours ; le jeune homme dont
parle Aëtius (obs. 2), resta cataleptique pendant trois jours : il en fut
de même des malades observés par Plater (obs. 23), par de la Métrie
(obs. 57), par Sachs (obs. 67) et par Postel de Francière (obs. 75). Ces
exemples suffisent pour mettre hors de doute la possibilité, souvent
contestée, des accès de longue durée.

3° *Intervalle des accès.* — Cet intervalle peut être très court, et réduit
à quelques minutes ou même à quelques secondes ; mais il peut aussi
être très long. Voici quelques exemples.

Le militaire, dont parle M. Joseph Henri (obs. 90), se réveilla au
milieu de son accès, prononça les mots suivants : *Eh! bonjour, mes
camarades!* et retomba immédiatement dans son premier état. On peut
citer au même point de vue, une fille, dont parle Sauvages, qui paraît
être, du reste, la même qu'Élisabeth Devigne, observée par Dionis
(obs. 44) : elle se réveillait de temps en temps, au milieu de ses accès,
traçait le nom de Dieu, en promenant son doigt sur les couvertures du
lit, et à l'instant même retombait en catalepsie. On trouve dans les auteurs, des exemples dans lesquels deux accès consécutifs sont séparés
par des intervalles d'un quart d'heure, d'une demi-heure, d'une ou plu-

sieurs heures, d'un ou plusieurs jours, d'une ou plusieurs semaines, enfin d'un ou plusieurs mois. J'ai observé moi-même chez madame D..., à diverses époques de sa maladie, presque tous les intervalles que je viens d'indiquer.

CHAPITRE VII.

TERMINAISON.

La catalepsie se termine le plus souvent par le retour à la santé : c'est ce qui résulte du relevé général que j'ai fait, des observations principales publiées par les auteurs. On cite, il est vrai, quelques cas, dans lesquels la maladie se serait terminée par la mort, mais ils sont en très petit nombre : le plus frappant est celui du magistrat dont parle Fehr (obs. 33), qui fut saisi d'indignation, parce qu'on lui avait manqué de respect à l'audience; mais n'a-t-on pas vu souvent survenir, dans des circonstances analogues, une apoplexie foudroyante, et ne peut-il pas y avoir eu catalepsie d'abord, apoplexie ensuite? Quoi qu'il en soit, ce fait, s'il est réel, représente jusqu'à présent une exception unique ; car, dans tous les autres cas cités comme exemples de catalepsie mortelle, il y a eu complication évidente d'autres maladies. Ainsi, le malade d'Hollerius (obs. 21) eut son accès de catalepsie, au déclin d'une fièvre aiguë ; Guillaume Bousquet (obs. 47) avait eu une fièvre maligne ; la fille de quatorze ans, citée par M. Taupin (obs. 123), était atteinte de fièvre typhoïde, etc. Dans ces divers cas, il ne me paraît nullement démontré que la catalepsie ait été la cause réelle de la mort : il est, au contraire, plus probable que, dans ces circonstances, la catalepsie, au lieu de constituer la maladie principale, se trouvait réduite au simple rôle de phénomène accessoire ou intercurrent.

On a dit que la catalepsie se terminait par une sorte de transformation en une autre maladie. Cette opinion est, du reste, fort ancienne, car Hollerius dit positivement qu'il a vu, chez un malade, le coma, l'épilepsie, les convulsions et la catalepsie, se remplacer alternativement : « *vidi (ægrum) qui comate, epilepsia, convulsione et catoche mutatis vicibus teneretur* (1). » La manie a été signalée comme l'affection qui succède le plus fréquemment à la catalepsie. Ainsi, Marx parle d'un domestique (obs. 78)

(1) *Comm. Hipp. coac.*, lib. II, aph. 7, p. 66, edit. Lugd., 1576.

qui, à la suite d'une vive frayeur, devint « d'abord cataleptique, puis stu-
» pide et enfin maniaque. » J'ai vu moi-même, chez madame D..., des passages fréquents du délire à la catalepsie, et de celle-ci au délire, mais ces
sortes de substitutions ne m'ont jamais présenté le caractère de permanence, qui seul pourrait caractériser une véritable terminaison de la maladie. Je ne nie pas positivement ces transformations, qu'on peut même
provoquer quelquefois par des agents directs, mais leur histoire appelle
encore, à mon avis, de nouvelles études.

CHAPITRE VIII.

PRONOSTIC.

Le pronostic de la catalepsie est en général favorable ; car, ainsi
que nous l'avons vu, la maladie se termine le plus souvent par le retour
à la santé. Toutefois, dans un grand nombre de cas, la maladie se prolonge pendant plusieurs années, et, sous ce rapport, le pronostic offre
une certaine gravité. D'autres fois, la catalepsie se compliquant de maladies incurables, comme la manie, le pronostic doit être plus sérieux.
Enfin, dans quelques circonstances, assez rares, il est vrai, la mort a
eu lieu ; et, quoiqu'il ne soit pas démontré qu'elle doive être attribuée à
la catalepsie même, il ne faut jamais perdre de vue que la terminaison
peut être fatale.

Le pronostic, au contraire, sera favorable : 1° si le malade est jeune ;
2° s'il a eu un seul accès, et surtout si cet accès est survenu par une
cause accidentelle ; 3° si le nombre des accès est peu considérable, s'ils
sont de courte durée, et surtout s'ils sont irréguliers ; 4° s'il n'y a point
de complication de maladie aiguë ou chronique ; 5° s'il n'y a pas de cause
morale triste, de nature incurable ; 6° s'il s'agit d'une jeune personne
non réglée, chez laquelle on puisse espérer l'établissement prochain du
flux menstruel ; 7° enfin, si la malade est une femme peu éloignée de
son âge critique.

CHAPITRE IX.

ANATOMIE PATHOLOGIQUE.

La catalepsie étant une maladie très peu commune, et, de plus, rarement suivie de mort, il est facile de comprendre que son anatomie patho-

logique soit réduite à un petit nombre de faits connus. J'ajoute même
que, dans la plupart des cas où l'autopsie a pu être pratiquée, il y a eu,
selon toute apparence, complication d'autres maladies.

Ce n'est donc pas sans une extrême réserve que je me décide à analyser
les faits rapportés par les auteurs. Au reste, lors même qu'il ne s'élè-
verait aucun doute sur l'intime relation des lésions décrites avec la
catalepsie, je ne pense pas qu'il fût permis d'en tirer la moindre conclusion générale, vu le petit nombre d'observations faites jusqu'à ce
jour. Cette simple réflexion expliquera suffisamment, je l'espère, pourquoi je me suis abstenu de toute discussion : ce sujet me paraît exiger,
en effet, des observations plus nombreuses et plus précises.

Ceci posé, je passe à l'analyse des faits.

La plus ancienne observation d'autopsie qui nous ait été transmise
est celle d'Hollerius (obs. 21), qui trouva les poumons et le foie corrom-
pus, une sérosité roussâtre dans la partie postérieure du cerveau, et des
concrétions sanguines dans la grande veine médiane (sinus longitudinal
supérieur). Deidier (obs. 47) rapporte le résultat de l'autopsie de Guillaume Bousquet, faite en présence de Vieussens par le chirurgien de la
Peyronie. Ils trouvèrent, des deux côtés du sinus longitudinal, deux petits
corps glanduleux qu'ils décrivirent parfaitement, et auxquels ils attri-
buèrent la production de la catalepsie. Ces corps n'étaient autre chose
que des granulations de la dure-mère, connues aujourd'hui sous le
nom de glandes de Pacchioni. A peine décrits depuis quelques années par ce dernier auteur, à l'époque où Deidier et Vieussens firent
leur observation, ces corps étaient encore mal connus, et les premiers observateurs furent portés à les considérer comme des altérations pathologiques. Telle n'est pas l'opinion des anatomistes modernes, qui s'accordent, en général, à reconnaître leur fréquence chez
les vieillards. Au reste, il est évident que la permanence de ces granulations serait incompatible avec l'intermittence caractéristique de la
catalepsie.

Chez un maniaque de Charenton (obs. 114), « la pie-mère fut trou-
» vée épaissie et injectée; la substance grise superficielle était peu con-
» sistante et rosée ; la substance blanche présentait des couches vascu-
» laires nombreuses et remplies de sang ; enfin, le septum médian était

» mou. » Mais, comme le disent avec raison les auteurs de cette observation, « ces lésions sont très répandues dans la folie avec paralysie
» générale. » Sur un second aliéné, aussi cataleptique, les mêmes
auteurs ont trouvé la substance corticale violacée, et la substance
blanche fort injectée.

Le malade de M. Rostan (obs. 113) ne présenta aucune altération
appréciable, malgré les recherches les plus minutieuses de cet observateur si compétent en pareille matière.

Henricus ab Heers, Hoffmann, Boerhaave, Bonet, et quelques autres
auteurs donnent aussi le résultat de plusieurs observations cadavériques,
mais ils n'ont pas mieux élucidé la question que ceux dont j'ai parlé précédemment. Je pourrais en dire autant des travaux modernes sur les
altérations pathologiques observées chez des chevaux atteints d'immobilité cataleptique. Espérons, toutefois, que des faits plus précis de
pathologie comparée finiront par jeter quelque lumière sur cette question délicate.

Je terminerai ce chapitre par une réflexion éminemment judicieuse,
empruntée à l'excellent traité de pathologie générale de M. Dubois
(d'Amiens) : « Aujourd'hui encore, nous ne pouvons noter dans la cata-
» lepsie que des actes organiques anormaux, parce que toutes les con-
» ditions organiques de ces actes ne nous sont pas connues, et que les
» recherches faites sur le cadavre ne seront jamais suffisantes pour nous
» faire connaître toutes ces conditions de vitalité. » (*Traité de pathologie générale*, t. II, p. 177.)

CHAPITRE X.

TRAITEMENT.

J'avais essayé de mettre une sorte de classification ou même simplement
un peu d'ordre dans l'énumération que je me proposais de faire, des médicaments employés à diverses époques contre la catalepsie ; mais j'ai
dû renoncer à ce travail fastidieux, par la conviction à laquelle je suis
arrivé qu'il n'aurait aucun résultat utile, au point de vue thérapeutique.

On est vraiment effrayé de la liste innombrable de médicaments et

de formules que renferment les ouvrages anciens, et, ce qu'il y a surtout
de déplorable, c'est de voir les auteurs les plus sérieux tomber dans
une telle prolixité lorsqu'il s'agit du traitement, après avoir été si
avares de détails sur l'observation proprement dite, et en particulier sur
les symptômes. On me pardonnera, je l'espère, de ne pas aborder ce
chaos de formules, dans lesquelles on trouverait, à coup sûr, les neuf
dixièmes de la matière médicale, depuis le *diagridin* et tant d'autres médicaments tombés aujourd'hui dans un oubli complet, jusqu'au casto-
réum, dont la réputation comme antispasmodique s'est perpétuée jusqu'à nos jours. Mais, même en laissant de côté les vertus problématiques
des médicaments spéciaux, nous retrouvons dans l'histoire de la catalepsie presque toutes les méthodes thérapeutiques : émissions sanguines, purgatifs, vomitifs, révulsifs, frictions, bains, eaux minérales,
électricité, etc., etc... Hélas ! il n'est peut-être pas un seul agent médical qui n'ait été mis en œuvre contre cette cruelle maladie. Ces remarques suffisent pour faire pressentir combien est difficile la cure radicale
de la catalepsie. Les auteurs les plus compétents, même parmi les modernes, avouent l'impuissance de l'art contre cette affection; et en effet,
quand on lit avec impartialité, comme je me suis constamment efforcé
de le faire, les relations diverses des auteurs, au point de vue thérapeutique, on est tenté de s'écrier avec Dionis : « Dans une infinité de ma-
» ladies, la nature a besoin des secours de la médecine pour parvenir
» à la fin qu'elle se propose, qui est la guérison ; mais, dans celle-ci, elle
» nous a fait voir qu'elle a été la seule ouvrière d'une si grande cure. »
(*Loc. cit.*, ed. 2, p. 77-78.)

   Est-ce à dire cependant que, dans tous les cas de catalepsie, la nature
ait agi sans le secours des médicaments employés? Telle n'est certes pas
mon opinion ; mais, en voyant l'extrême diversité des moyens usités
contre la catalepsie, et l'impossibilité de les grouper systématiquement,
on ne peut s'empêcher de se demander si, dans la plupart des cas, il
est vraiment logique d'attribuer la guérison aux médicaments employés.
Je vois bien, en effet, des guérisons isolées ; je trouve des auteurs qui
préconisent tel ou tel système, en donnant même des observations à
l'appui ; mais je ne retrouve pas les mêmes succès par les mêmes méthodes, dans des mains différentes, ce qui constitue le véritable crité-
rium de la thérapeutique.

Faut-il donc désespérer de la science, et se résigner, à tout jamais, à des insuccès, en raison des revers passés ? Non certes. Jamais la foi en l'avenir, jamais l'espoir du progrès ne doivent faiblir dans le cœur du médecin. Plus la difficulté paraît insurmontable, plus il doit méditer sur les moyens de vaincre ; plus la maladie semble rebelle, plus il doit se roidir contre elle et lui opposer toutes les forces vives de son intelligence.

Quant à moi, si j'ai eu le bonheur d'apporter quelque adoucissement aux maux cruels qui ont affligé madame D... pendant plus de deux ans, je le dois à la persistance que j'ai mise à observer les phases diverses de sa maladie, à toute heure de jour et de nuit ; et je ne crains pas de recommander aux observateurs qui viendront après moi, la méthode que j'ai suivie, persuadé qu'ils en retireront le plus grand fruit. Il me paraît superflu de rappeler ici les détails de cette médication, que j'ai déjà exposée précédemment : je me contenterai de jeter un coup d'œil général sur quelques-unes des méthodes qui ont été préconisées, à diverses époques, contre la catalepsie, en faisant remarquer toutefois qu'ici, pas plus que dans les autres parties de ce mémoire, je ne puis avoir la prétention de présenter une étude complète ; je me bornerai donc à quelques aperçus essentiels.

Frictions. — La méthode la plus ancienne de traitement, qui ait été employée contre la catalepsie, est sans contredit celle des frictions, destinées à combattre la roideur des articulations. C. Aurelianus (obs. 94 et 95) nous a conservé la recette compliquée de Chrysippe, dans laquelle il entrait du poivre, du soufre, du bitume, du pyrèthre et plusieurs autres ingrédients semblables ; mais il s'élève avec force contre cette médication, à laquelle on associait les sinapismes autour des articulations. Cette méthode a été usitée à toutes les époques, et l'on a employé tour à tour un grand nombre d'agents empruntés, pour ainsi dire, à toutes les classes de médicaments.

Les frictions faites avec des liniments antispasmodiques paraissent compter quelques succès. Je rappellerai ici l'heureux résultat que j'ai obtenu moi-même dans le traitement de madame D..., à l'aide de frictions sèches faites avec la main, dans le but de faire cesser les contractions musculaires.

Émissions sanguines. — Galien conseillait les ventouses, concur-

remment avec les frictions excitantes, les sternutatoires, les sinapismes, etc. (t. X, p. 931) : elles furent également employées par Cardan (obs. 9 et 10) et par un grand nombre d'autres médecins, à diverses
époques.

Aëtius paraît être le premier auteur qui ait conseillé la saignée du
bras : « *venam supernam in cubito seca.* (1) » Cette idée devait venir
naturellement à un praticien qui avait été témoin d'une guérison spon-
tanée, à la suite d'une épistaxis abondante (obs. 2).

Dodonæus pratiqua une forte saignée du pied droit, chez la sage-
femme dont il rapporte l'histoire (obs. 15).

Arétée avait recommandé les scarifications dans les narines : Forestus
les pratiqua chez un homme qui fut guéri (obs. 19) ; mais comme le
traitement fut d'ailleurs extrêmement compliqué, il est difficile de
savoir au juste quelle part on doit attribuer à ce mode d'émission san-
guine. Il est bon, toutefois, de remarquer qu'on trouve dans les auteurs
plusieurs histoires de cataleptiques qui, comme le malade d'Aëtius,
furent guéris par des épistaxis. Tel fut, par exemple, le mode de terminaison de la maladie chez madame de Pignam (obs. 16).

Enfin, dans ces derniers temps, les émissions sanguines ont été conseillées par Postel de Francière, Petetin, Georget, Bouillaud et plusieurs
autres praticiens distingués.

La méthode énergique, conseillée et mise en pratique par Postel de
Francière, me paraît mériter ici une mention spéciale. Dans le premier
cas dont il parle, il s'agit du prêtre, surnommé l'abbé Frottin (obs. 76) :
Postel lui fit trois saignées et lui donna un émétique, mais le malade
mourut le second jour. Dans le second cas (obs. 77), le malade, âgé de
quarante ans, comme le précédent, fut traité plus énergiquement. On
lui fit, le premier jour, deux saignées du bras, plus une saignée du pied,
et il prit aussi un émétique ; le second jour, on lui pratiqua d'abord une
saignée du pied, puis une saignée de la jugulaire, après laquelle il mourut.
Un troisième malade (obs. 75) s'étant présenté à son observation, Postel
résolut de le traiter également par la méthode antiphlogistique, mais
en supprimant l'émétique, dont il avait cru reconnaître les mauvais
effets dans les deux cas précédents. Voici quel fut le traitement. Pre-

---

(1) *Serm.*, 6, cap. IV, t. I, p. 265, édit. Hug. Soler., 1553.

mier jour : deux saignées du bras, une saignée du pied, deux lavements purgatifs. — Deuxième jour : une saignée du pied, le matin, deux
lavements, dans la journée, une petite saignée de la jugulaire, le soir. —
Troisième jour : une autre saignée de la jugulaire, un vésicatoire à la
nuque, puis encore des lavements, enfin des boissons purgatives. — Le
malade, cette fois, guérit en peu de jours. Je livre ce fait à l'appréciation des praticiens éclairés, persuadé, pour mon propre compte, que
s'il était permis quelquefois d'imiter la hardiesse de Postel de Francière,
il faudrait bien se garder d'employer toujours sa méthode, surtout chez
les femmes nerveuses : l'histoire de madame D... (obs. 150) est là pour
appuyer mon opinion.

Purgatifs. — Ce traitement remonte à la plus haute antiquité, et sa
vulgarité nous dispense de le suivre dans les applications qui en ont été
faites à la catalepsie. Je rappellerai seulement qu'il fut surtout en honneur
au commencement du xviiie siècle, et que De Ville, élève de Deidier, sou-
tint, en 1713, devant la Faculté de Montpellier, sa thèse pour le doc-
torat, sur la question suivante : « *An hydragogæ catalepsi conveniant?* »
Cette méthode paraît avoir eu quelque succès : plusieurs auteurs
rapportent, en effet, des cas de catalepsie, dans lesquels la maladie
céda à des évacuations alvines, soit naturelles, soit provoquées (obs. 5,
6, 44, etc.).

Émétiques. — Les émétiques, conseillés par les uns, sont fortement
repoussés par les autres : c'est ainsi que Postel de Francière blâme énergiquement Boerhaave de les avoir recommandés dans la catalepsie, après
les avoir proscrits dans l'apoplexie. Je ne connais, du reste, aucun cas
dans lequel ils aient été administrés avec succès.

Bains et douches. — Les bains simples ont été conseillés tour à tour
chauds et froids. Petetin repoussait les bains chauds et faisait souvent
plonger ses malades tout habillés, dans des bains très froids : il mettait
quelquefois jusqu'à 80 livres de glace dans un bain. Georget, qui pourtant adopte plusieurs des idées de Petetin, conseille des bains à 22 ou
24 degrés.

Les douches ont été employées dans quelques cas, et j'en ai retiré
moi-même les plus grands avantages ; mais comme je suis entré dans
quelques détails sur ce point, en parlant du traitement de madame D...,
je n'y insisterai pas davantage ici.

Eaux minérales. — Samuel Anhorn rapporte deux cas de guérison (obs. 54 et 55), qu'il attribue à l'usage des eaux minérales de Schuols (*Schuls*), village du canton des Grisons, en Suisse. « *Catalepsis... salsulis scolliensibus curata.* »

Le docteur Despine, médecin des eaux d'Aix-en-Savoie, paraît avoir employé ces eaux avec un grand succès dans plusieurs circonstances, et notamment chez mademoiselle Estelle (obs. 122) : il les administrait en bains et en douches.

Électricité. — L'électricité joue un grand rôle dans la pratique de Petetin : il affirme notamment avoir fait cesser des accès de catalepsie, à l'aide d'une étincelle électrique. Il me serait impossible d'analyser ici les divers modes d'administration employés par Petetin qui avait fait une étude spéciale de cet agent thérapeutique, qui l'a expérimenté sous diverses formes, et qui a décrit très longuement toutes ses expériences : c'est dans son livre seul qu'on pourrait puiser d'utiles enseignements.

Il est juste de dire que, quelques années avant Petetin, l'électricité avait été employée avec succès contre la catalepsie, notamment chez Christine Wallery, femme Clinger (obs. 85), qui fut l'objet d'un rapport spécial rédigé par MM. Crosnier, Maloët et Darcet.

Acupuncture. — On se servit de ce moyen avec avantage, pour entretenir la sensibilité chez Bousch (obs. 109), le malade de Sarlandière, qui eut un accès pour ainsi dire continu pendant six mois.

Emménagogues. — On a observé plusieurs cas de catalepsie, guéris spontanément par le retour des évacuations périodiques, supprimées chez certaines femmes : on pourrait chercher, dans des cas analogues, à rappeler les règles par tous les moyens possibles.

Antispasmodiques. — Ces moyens ont été usités dès la plus haute antiquité, et sont recommandés encore de nos jours. Rien ne semble plus rationnel que l'emploi de cette médication, et, en effet, elle a réussi quelquefois ; mais il faut convenir qu'elle compte peut-être encore plus de revers que de succès. Elle a complétement échoué chez madame D... (obs. 150).

Antipériodiques. — Le quinquina a été conseillé pour combattre la périodicité des accès, mais peu de faits sont venus jusqu'à présent confirmer les espérances qu'avait fait concevoir la théorie fondée sur une apparente analogie de la catalepsie avec les fièvres intermittentes. M. Laurent a soutenu à Paris, en 1808, une thèse sur ce sujet. J'ai dit ailleurs (obs. 150), que j'avais personnellement échoué dans l'administration du sulfate et du valérianate de quinine.

Toniques. — Les toniques m'ont réussi de la manière la plus heureuse chez madame D..., et je n'hésite pas à conseiller surtout, dans des cas. analogues, la décoction ou l'extrait de quinquina.

Traitement moral. — L'observation clinique démontre surabondamment qu'un grand nombre de cataleptiques, dont la maladie était occasionnée par des chagrins ou toute autre cause morale, ont été guéris, lorsqu'on les a soustraits à l'influence de ces causes. Il me suffit d'indiquer ici cet ordre de phénomènes, pour qu'on puisse en déduire, à l'occasion, des indications thérapeutiques. Lorsque cette cause est accidentelle, la guérison est prompte et facile ; mais si cette cause se reproduit fréquemment, ou si elle est de nature permanente, il en résulte des complications fâcheuses qui retardent sans cesse la guérison et peuvent prolonger le mal pendant un temps indéfini. C'est ce qui m'est arrivé chez madame D... (obs. 150).

Telles sont les médications principales qui ont été conseillées ou administrées dans la catalepsie. Je rappellerai cependant encore, mais uniquement pour mémoire, l'*insufflation pulmonaire*, dont Georget s'était certainement exagéré l'importance.

Quant aux *injections d'émétique dans les veines*, c'est une pratique dangereuse, qu'il faut repousser absolument, quoiqu'elle paraisse avoir été suivie de succès entre les mains de M. Calvi (obs. 119).

Je terminerai, enfin, cette revue des diverses méthodes de traitement qui ont été dirigées contre la catalepsie, en citant le passage suivant de Dionis, relatif à la fille Devigne (obs. 44), comme un exemple remarquable des erreurs graves dans lesquelles peut entraîner une idée préconçue. « Plusieurs des plus célèbres médecins de la Faculté..... » convinrent de la nécessité qu'il y avait de la saigner... : après une mûre » délibération, la *saignée de l'artère temporale* fut résolue. » Un peu plus loin, il ajoute : « Quelques médecins, persuadés qu'il y avait dans » la tête des humeurs qui, offusquant les nerfs, les privaient de leur ac-

» tion, proposèrent *le trépan*, comme un moyen de procurer une issue
» aux sérosités qui causaient cette maladie. » Ni la saignée de l'artère
temporale, ni l'opération du trépan ne furent pratiquées chez la malade,
car fort heureusement pour elle, dès le lendemain de la consultation,
les accès avaient à peu près disparu ; et, comme le fait remarquer
Dionis, « la nature sage et industrieuse pour sa conservation s'est débar-
» rassée elle-même sans aucun secours humain. » (*Loc. cit.*, p. 72-73.)

TABLE DES MATIÈRES.